全国百佳图书出版单位
中国中医药出版社
·北 京·

图书在版编目（CIP）数据

闫慧敏儿科临证 50 年心得录 / 郝静主编 . —北京：中国中医药
出版社，2023.11

ISBN 978 – 7 – 5132 – 8099 – 0

Ⅰ . ①闫⋯　Ⅱ . ①郝⋯　Ⅲ . ①中医儿科学—中医临床—
经验—中国—现代　Ⅳ . ① R272

中国国家版本馆 CIP 数据核字（2023）第 053452 号

中国中医药出版社出版

北京经济技术开发区科创十三街 31 号院二区 8 号楼
邮政编码　100176
传真　010-64405721
河北品睿印刷有限公司印刷
各地新华书店经销

开本 880×1230　1/32　印张 8.5　彩插 0.25　字数 186 千字
2023 年 11 月第 1 版　2023 年 11 月第 1 次印刷
书号　ISBN 978 – 7 – 5132 – 8099 – 0

定价　59.00 元
网址　www.cptcm.com

服 务 热 线　010-64405510
购 书 热 线　010-89535836
维 权 打 假　010-64405753

微信服务号　zgzyycbs
微商城网址　https://kdt.im/LIdUGr
官 方 微 博　http://e.weibo.com/cptcm
天猫旗舰店网址　https://zgzyycbs.tmall.com

如有印装质量问题请与本社出版部联系（010-64405510）

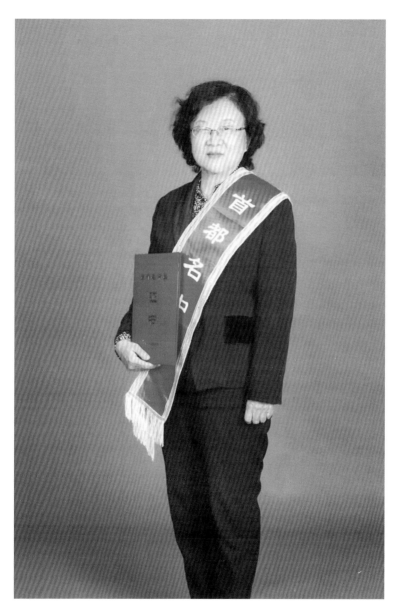

图 1   闫慧敏教授于 2021 年 6 月获得"首都名中医"称号

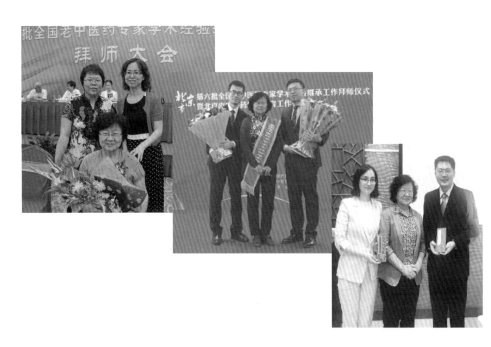

图 2　闫慧敏教授第五、六、七批全国老中医药专家学术经验继承工作拜师仪式留念

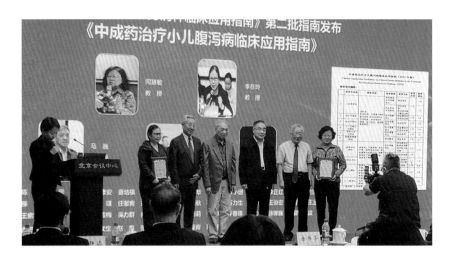

图 3　由闫慧敏教授牵头完成的《中成药治疗小儿腹泻病临床应用指南》发布会

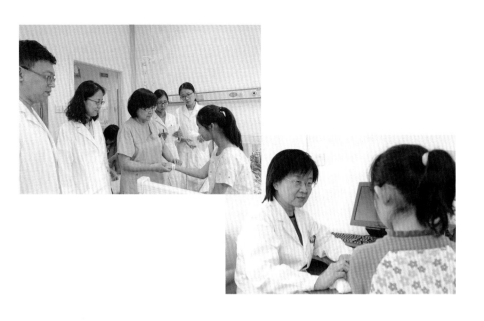

图 4　闫慧敏教授病房查房带教，悉心为患儿诊治

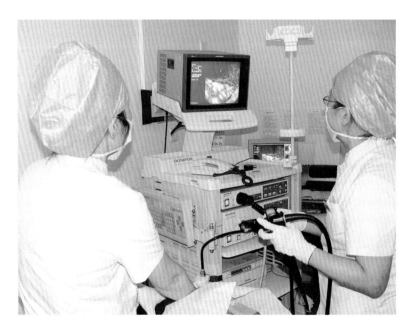

图 5　闫慧敏教授（右 1）做小儿胃镜检查

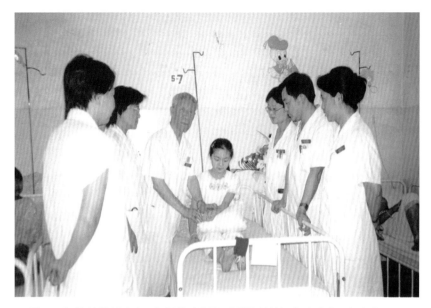

图 6　闫慧敏教授（左 2）任住院医师时跟随刘韵远先生（左 3）查房

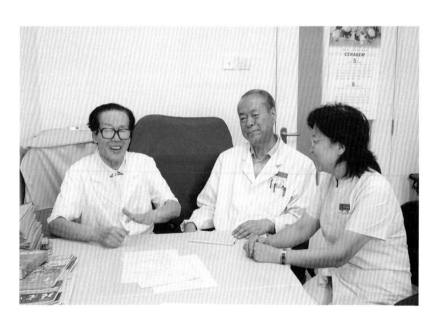

图 7　闫慧敏教授（右）和裴学义先生（左）、陈昭定先生（中）畅谈中医理论、临床经验

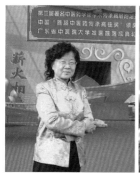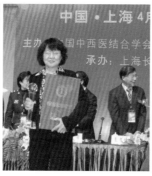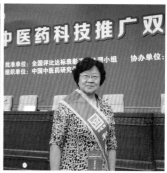

图 8　闫慧敏教授获得首届中医药传承高徒奖、科学技术进步奖、首届中医药科技推广先进个人称号

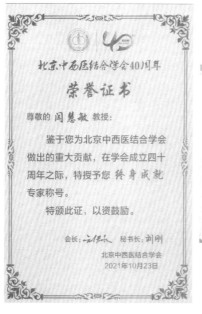

图 9　闫慧敏教授获北京中西医结合学会"终身成就"专家称号证书和中华中医药学会儿科发展突出贡献奖证书

闫慧敏教授简介

闫慧敏（1954—　），女，首都医科大学附属北京儿童医院中医科主任医师，教授，博士生导师，第五、六、七批全国老中医药专家学术经验继承工作指导老师。世界中医药学会联合会儿科分会副会长；中华中医药学会儿科分会第三、第四、第五届副主任委员；中华中医药高等教育学会儿科分会副理事长；福棠儿童医学发展研究中心中医专委会主任委员；北京中西医结合学会儿科分会主任委员；北京中医学会儿科分会副主任委员。现担任首都医科大学中医临床学系系务委员会副主任及北京中西医结合儿科研究所副所长。

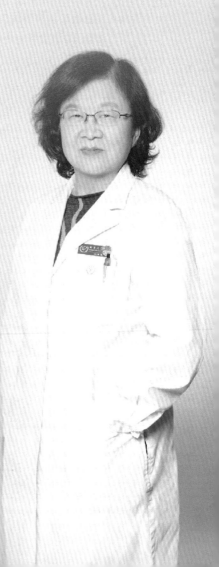

闫教授于 1975 年毕业于北京中医学院（现北京中医药大学），毕业后分配到北京儿童医院中医科工作至今，从事儿科工作 50 余年。在中医、中西医儿科消化、呼吸等领域临床经验丰富，临床、科研、教学、防病等方面均走在儿科发展的前沿，卓有建树。

闫教授获奖情况：中华中医药学会科学技术奖：以运脾止泻疗法治疗小儿腹泻病的临床研究（二等），病毒性肺炎中医药优化治疗方案及疗效评价方法研究（三等）；国家中医药管理局中医药科学技术进步奖：肺炎合剂治疗小儿肺炎的临床与实验研究（三等），温胃冲剂治疗小儿浅表性胃炎临床与实验研究（三等）；全国妇幼健康科学技术奖：儿童过敏性紫癜肾炎湿毒内蕴型诊疗方案；北京市科学技术奖：肺炎合剂治疗小儿肺炎的临床与实验研究、胃平冲剂治疗小儿消化性溃疡的临床与实验研究等；世界传统医学科技成果奖：中药治疗幽门螺杆菌（Hp）相关胃炎的研究；全国首届中医药传承高徒奖等。闫教授共发表 100 余篇论文及 10 余篇 SCI 文章；主编或参编著作 4 部（第七、八版《诸福棠实用儿科学》《中医儿科手册》《小儿常见病防治与护理》《社区医疗丛书——儿科分册》），主持完成多项国家及北京市课题。参编著作：第七、八版《诸福棠实用儿科学》《中医儿科手册》《小儿常见病防治与护理》《社区医疗丛书——儿科分册》《燕京儿科百年传承》等。

闫教授在消化系统疾病的诊断、辨病与辨证相结合及治疗方面都取得了显著的效果，作为北京儿童医院中医科学术带头人，闫教授于 1990 年创建了北京儿童医院胃镜室，开展小儿内窥镜（胃镜）检查，对小儿胃镜特点及胃肠道疾病临床宏观辨证与镜下微观辨证做了深入研究，进一步对小儿胃炎及胃溃疡的中医辨证深入研究。带领北京儿童医院中医科成为"北京市综合医院示范中医科""全国综合医院中医药工作示范单位""首都医科大学中医儿科硕士生培养基地"，是国家"十一五""十二五"小儿脾胃病重点专科，以及北京市中医儿科重点学科等。2013 年 10 月，中华中医药学会授予闫教授"中华中医药学会儿科突出贡献奖"，2021 年 4 月，闫教授当选为"首都名中医"，这是对闫教授为中医儿科事业的发展所做贡献的最好肯定和嘉奖。

《闫慧敏儿科临证50年心得录》

编委会

主 审　闫慧敏

主 编　郝 静

编 委　（按姓氏笔画排列）

刘 畅　何 强　张克青

赵 骞　郝 静　侯 月

马　序

　　首都名医闫慧敏教授从医 50 余年，师承大贤刘韵远先生，深耕于中医儿科临床，精心研读中医古籍，博采各家之长，悉心学习数千年来小儿养育和疾病防治的丰富经验，躬行实践，医术精湛，学术上一丝不苟、认真治学，对小儿脾系、肺系常见疾病及疑难病证的诊治，有其独到见解，逐渐形成了自己独特的学术思想。闫教授医术精湛，医德高尚，求医者门庭若市，每起沉疴。

　　几十年来，闫慧敏教授传承带徒，是第五、六、七批全国老中医药专家学术经验继承工作指导老师，传道授业解惑，把个人临床经验和学术思想，毫无保留地传授给后辈。从 20 世纪 80 年代始，勇于探索现代医学技术与中医相结合、相协同的诊疗技术，科研创新，推动了儿科中西医融合协同发展之路。

　　欣闻《闫慧敏儿科临证 50 年心得录》即将出版，并受邀作序。该书是数年来，闫慧敏教授的弟子们跟师继承和学习后整理、撰写而成，全面梳理闫慧敏教授 50 余年临证工作中的辨治思路、用药特点和荟萃经典病案，凝练宝贵的学术经验，汇之成书，以奉于世，传技于后且传仁德于众也。该书不仅展示了闫教授的学术成就，也充分体现了其弟子的学习心得及对老师学术思想的理解和继承，是传承的成果验证。全书文字精要，内容丰富，穷究其因，洞悉其理，精通其性，集理、法、方、药于一体，实用性强。该书的出版对于中医儿科同道及患儿家长都是一件幸事。余在先睹为快之际，感慨敬佩，欣然为序。

中华中医药学会儿科分会名誉主任委员
中国中药协会儿童健康与药物研究专业委员会主任委员

2023 年 6 月

安　序

　　《史记·扁鹊仓公列传》谓"扁鹊名闻天下……入咸阳，闻秦人爱小儿，即为小儿医"，其后儿科名医辈出，代有传人，逐渐形成具有原创性的理法方药俱全的中医儿科学。中医儿科学为中华民族的繁衍昌盛及小儿保健、预防和医疗事业做出了卓越的贡献。

　　儿科古称"哑科"，临床诊治殊为不易。先贤有言"婴幼哑科，哭以知其苦，嚎以知其痛，柔嫩体质，病变急速，预后善恶，难以预测。故为小儿医者，详审阴阳，寒热表里，虚实气血，辨证必确，施药随证应变，善调护重预防，实为幼科之秘诀也"，确为至理名言，诊治之指南。

　　闫慧敏教授从事儿科医、教、研工作50余载，早年师从儿科名家刘韵远先生学习，尽得其传，加之在北京儿童医院浓厚的学术氛围中的熏陶，刻苦努力，博采众长，终得学有所成。尤其在小儿脾胃调理、呼吸与消化系统疾病的诊治方面，闫慧敏教授具有独到的见解和良好的临证反馈，同时对其他系统的常见病、疑难病亦有深入研究。临床诊治中，闫慧敏教授采用病证结合、衷中参西的方法，运用现代医学诊疗技术，发挥现代科技的优势，与中医个体精准治疗的特点相结合，取得突出的效果，积累了丰富的理论与实践经验，形成自己独特的风格。为做好中医儿科传承工作，嘉惠后学，闫教授将积累的 50 年宝贵经验总结，编写成书公之于世。是书涉及面广，内容丰富，举凡医理、病证、诊法、用药、医话、医案靡不兼备。对中医、中西医结合儿科工作者都是一本良好的参考读物，可师可法，定会获益颇丰，也为中医儿科知识宝库添加了宝贵的资料。爰为之序。

安敬光

2022 年 11 月 9 日于北京西苑

自　序

　　儿童是人类的未来和希望。关心和重视儿童的健康成长是人类发展与强大的基础，能够为儿童的健康做出努力与奉献是我的梦想。我自 20 世纪 70 年代大学毕业在中西医结合儿科临床工作，已有 50 余年。

　　毕业之后我来到了北京儿童医院，这里有北京乃至全国多位著名中医儿科专家，在这个大的平台上能够有机会努力学习并且与老师们一起为中医儿科的发展尽心尽力是我一生中最大的幸事。几十年来我通过不断学习，深入研究中医理论与特色用以指导临床，并且能够利用中西医结合的理论研究诊治临床上的常见及疑难病症，对提高临床疗效起到了积极作用。不仅如此，我还深入理论研究，结合儿科自身特点从而重视脾胃病研究，推出胃镜微观辨证与临床宏观辨证指导临床的观点，延伸与探讨了小儿脾胃病理论。

　　随着儿童的成长，其生长发育的过程不断地发生着变化，因此无论在生理、病理，还是在疾病的发生和发展中均有不同，这更需要儿科医师深入地了解研究儿科。儿科著名医家钱乙的主要学术代表作《小儿药证直诀》一书中即归纳小儿的生理病理特点为"脏腑柔弱，易虚易实，易寒易热"；古言又曰"婴幼哑科，哭以知其苦，嚎以知其痛，柔嫩体质，病变急速，预后善恶，难以预测"，确为儿科临床至理名言，对儿科临床有直接的指导意义。只有精读古籍，研之理论，采用辨病与辨证相结合，中医理论结合现代医学诊疗技术，发挥现代科技的优势，突出中医辨证与中医个体治疗的特点相结合，实现中西医结合的精准治疗，才能提高儿科临床诊疗水平。

中医儿科学荟萃了中华民族数千年来小儿养育和疾病防治的丰富经验，随着中医学的发展我也逐步形成了自己的理论和临床实践体系，几十年来应用于临床亦有了一些微薄体会。

我作为全国第五、六、七批全国老中医药专家学术经验继承工作指导老师，带教了一批又一批的学生。他们不断对我的学术思想进行收集整理，对我在临床的诊治思路及治疗儿科的常见病及疑难病症积累的大量临床资料与经验进行分析整理，同时，也帮助我主持完成了多项国家及北京市科研项目，进而编写了《闫慧敏儿科临证 50 年心得录》一书，以供同道参考。愿将此书与同道共研之，以求共同进步，更好为患儿服务。书中难免有错漏不足之处，望读者惠于斧正。

闫慧敏

2023 年 5 月于北京

前　言

　　闫慧敏教授是京城著名的中医儿科医家。闫教授从医 50 余年来，深耕于中医儿科临床，从第一批全国老中医药专家学术经验继承人，到担任第五、六、七批全国老中医药专家学术经验继承工作指导老师，是几十年博采众长、兼收并蓄的传承之路，是在医、教、研各方面不断探索验证、守正创新的发展之路，继而形成了自己独特的学术思想，为中医、中西医结合儿科的发展做出了卓越贡献。

　　本书由闫慧敏教授的学生编写，全面总结了闫慧敏教授临证特点及独到的用药经验，系统翔实地阐述了闫慧敏教授的学术经验和临证辨治特点，并精选具有代表性的专病特色病案，进行细致分析，收录闫慧敏教授的医论医话，以期更好地传承闫慧敏教授的学术经验，推动中医儿科更好地传承和发展。

　　由于编写者学识有限，时间仓促，必然有很多不足之处，而且不能完全代表闫慧敏教授的学术水平，还请读者不吝赐教，以便再版时修订完善。

《闫慧敏儿科临证 50 年心得录》编委会

2023 年 6 月

目　录

第一章

学术渊源

闫慧敏教授从事中医儿科工作50余年，临证经验丰富。作为学科带头人，闫教授在医、教、研、防各方面成绩卓著，为北京乃至全国的中医儿科事业发展做出了杰出贡献，为京城著名中医儿科医家。

1954年底，北京儿童医院中医科随建院而成立，历史悠久，迄今已近80年的历史，先后拥有金厚如、娄延承、刘韵远、王鹏飞、王敏智、裴学义、孙燕华等多位中医儿科名家。这些德高望重的老专家的学术经验传承工作对中医儿科的发展至关重要。闫教授于1972—1975年在北京中医药大学学习，1975年毕业后即到北京儿童医院中医科工作，历经几代名老中医专家的教诲指导。诸位老专家的学术思想和经验，对当时还是年轻医师的闫教授影响深远。闫教授虚心求教，认真研读经典，潜心研究、揣摩各位老专家的学术经验和经典方剂，吸收几代老中医药专家的学术精华，博采众家之长，应用于临床，并逐渐形成了自己的学术特点。其中对闫教授影响最大的老师莫过于刘韵远和"小儿王"王鹏飞两位名家。在50余年的中医儿科工作中，闫教授系统传承和发扬刘老和王老的学术思想和临床经验，结合现代医学的发展和当代社会环境的变迁，在数十年的临床实践中不断加以创新探索，逐渐形成了自己的诊疗风格和学术思想，成为京城著名的儿科专家。

一、勤求古训，奠定基石

闫教授在大学学习期间及临床工作中广泛阅读中医经典古籍，从中汲取了丰富的营养，从而奠定了她中医儿科的理论基础。在浩如烟海的中医古籍中，闫教授对于《黄帝内经》《伤寒杂病论》等经典，以及《小儿药证直诀》《幼幼集成》等儿科论著颇有研究及心得。同时，闫教授也没有拘泥于经典，而是结合现代医学发展的角度，深入体会经典的内涵，取其精华，去其糟粕，绝不生搬硬套。

（一）《黄帝内经》

《黄帝内经》是现存最早的中医典籍，高度概括了中医学的理论基础。历代著名医家和医学流派，无一不是从《黄帝内经》理论体系中吸取精华。闫教授反复认真研读《黄帝内经》，受益匪浅，对其"整体观念，辨证求因""重视脾胃"的中医学术思想的形成奠定了基础。在临证过程中，闫教授运用《黄帝内经》的整体观念指导临床实践工作，认为人体是一个有机的整体，人体各脏腑组织之间是有着相互的内在联系，因此，在治疗疾病时从整体出发，注意整体与局部的关系，终而给出恰当的治疗方案。闫教授遵循《黄帝内经》"治病必求于本"的指导思想，形成了自己"辨证求因、审因论治"的学术思想；同时，闫教授也非常注意患儿脾胃功能的正常与否，临床中重视调理脾胃，渐渐形成了自己的脾胃学理论。

（二）《伤寒杂病论》

纵观历代著名医家，无不重视脾胃。张仲景深刻领会《黄帝内经》中脾胃理论之精髓，认识到保胃气不仅是维持人体的正常生命活动的基础，还是判断疾病的进程及预后的重要因素，提出"四季脾旺不受邪"，把"保胃气，存津液"作为治疗六经病的基本法则，对闫教授"重视脾胃，调中运脾，调畅气机"学术思想的产生具有重要的影响。

（三）《小儿药证直诀》

作为一名儿科医生，闫慧敏教授非常推崇宋代儿科名医钱乙的学术思想，反复认真研读为中医儿科学奠定了基础的《小儿药证直诀》，特别强调小儿"脏腑娇嫩，形气未充""易虚易实，易寒易热"的生理、病理特点，认为儿科临诊时要具有预见性，先证而治，防其传变。

《小儿药证直诀》中详述望诊法，包括目诊、唇口诊、面部诊、色诊、颅囟诊、齿诊、望二便之色、舌诊、斑疹等以望诊为主的五脏辨证，为闫慧敏教授"四诊合参，尤重望诊"的学术思想的形成奠定了基础。

《小儿药证直诀》中有很多对脾胃的论述，"脾胃虚衰，四肢不举，诸邪遂生""脾主困"，其将"实脾""调中"作为脾胃病治疗首要原则，认为治疗乳食不消、腹胀、虚羸、吐泻、黄疸、肿病、夜啼、咳嗽、慢惊等多种疾病都可从脾胃论治。《小儿药证直诀》对闫教授形成"重视脾胃，注重小儿脾常不足的生理特点"的学术思想，有着极其重要的影响。

（四）《幼幼集成》

清代名医陈复正的《幼幼集成》注重临床实践，重视脾胃，主张辨证用药，不拘泥于经典与古方。对于小儿脉诊及指纹辨证贡献极大，书中曰："但当以浮沉分表里，红紫辨寒热，淡滞定虚实，则用之不尽矣。"此书关于脉象的论述给闫教授的四诊合参提供了有力的理论依据。基于此，闫教授确立了"辨证求因，审因论治"的学术思想。

（五）《温病条辨》

清代著名温病大家吴鞠通《温病条辨》建立了完全独立于伤寒的温病学说体系，创立了三焦辨证纲领。《温病条辨》中《解儿难》篇在小儿生理、病理方面及疾病诊断、治疗、调护方面都有其独到的见解，提出了"稚阴稚阳"之说及"阴阳不可偏伤"的原则，指出既要重视保护阳气，又要勿伤阴津，做到泻实防伤正、补虚避余邪，要分清主次，谨慎选药，时时注意顾护脾胃，中病即止。闫教授从中受到启示，为其日后形成"既病防变，先证而治"的临床思维起到了重要作用，亦对其临床用药，尤其针对儿童急性发热性疾病的诊疗，影响深远。

（六）叶天士与"久病入络"理论

关于"久病入络"理论，闫慧敏教授认为对络病学说贡献最大者首推清代著名医学家叶天士。

络病理论始于《黄帝内经》，该书首次提出"络"的概念，并奠定了络脉与络病的理论基础。清代叶天士，将《黄帝内经》中有关"络"的生理认识加以深化，引入到内伤杂病的病理阐释中，提出了"久病入络"和"久痛入络"，强调"初为气结在经，久则血伤入络"，认为络病分虚、实，总以络脉阻滞为特点，其主要病变为络中气滞、血瘀或痰阻，并创立了辛味通络诸法，从而形成了较系统的络病理论。闫慧敏教授受其影响，通过对近现代中医络病理论的整理研究，结合临床实践，将络病理论引入儿科临床，从"久病入络"出发，基于络病理论论治儿科慢性病、疑难病，如顽固性便秘、闭塞性细支气管炎、过敏性紫癜性肾炎等，取得了满意的疗效。

二、传承精粹，博采众长

通过对古代文献的深入学习，闫慧敏教授打下了牢固的基础；在丰富的中医理论指导的临床实践中，在多位老一辈中医药专家的亲身教导下，闫慧敏教授的临床思维得以培养，临床能力得以提高，学术经验得以不断积累。

（一）传承刘韵远先生学术思想

刘韵远先生对闫慧敏教授学术思想影响最大。作为儿童医院中医科主任，刘韵远先生对闫慧敏教授中医学术的启发与培养最为尽心尽力。闫教授作为第一批全国老中医药专家学术经验继承人，于1990年拜刘韵远先生为师，正式跟师学习，学习过程中对刘老的学术经验进行全面系统的总结[1]。1994年，闫教授以优秀的考核成绩结业出师。

刘韵远先生为河北省邢台市人，生于1917年4月，至2005年离世，从医60余年，学贯中西，学识渊博，医术高超，具有别具一格的中医儿科学术观点和体系，为著名的中医儿科大家，为中医儿科的发展做出了卓越的贡献[2-4]。刘老出身于中医世家，家学渊源。其年幼时即师从于祖父文质公学习岐黄之术，初步接触中医基础。1934年考入河北医学院，潜心学习现代医学3年，毕业后于1939—1944年就读于华北国医学院，学习中医。1944年毕业，于同年拜京城四大名医之一施今墨先生为师，潜心跟随施老先生学习侍诊3年。1950—1951年于北京医学院附属医院儿科进修一年。1952年到北京儿童医院中医科工作，任中医科主任，组建了中医儿科门诊及两个中医儿科病房，为北京儿童医院中医科几十年的长足发展奠定了坚实深厚的基础。

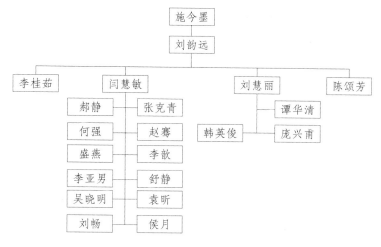

图1 刘韵远先生传承谱系

刘韵远先生精通四大经典，对儿科经典古籍谙熟于心，撷取各医家之长，形成了自己独特的诊疗特点，在中医儿科界享有很高的声望。刘老重视小儿病理生理特点，崇尚仲景的学术思想，综合应用六经辨证、脏腑辨证、卫气营血辨证施治，强调辨证求因，审因论治。重视小儿"四诊"，尤重望诊，强调小儿舌诊，总结出其独特的观察小儿舌面红点的望小儿舌象的诊断方法，协助判断病性及转归。刘老认为小儿疾病往往"寒为病因，热为病果"，要辨清寒热，用药时应防过用寒凉之品，以免苦寒太过伤及稚阳，更不要看到炎症就用清热之品。

刘老崇仲景之旨，深入研读《伤寒论》和《金匮要略》，深谙仲景辨证和遣方用药之法，以仲景的学术思想和用药精髓贯穿于自己的临证治疗。刘老常说"历代医家各有所长，皆不及仲景之方运用灵活"，认为仲景方"实为统治百病之准绳"。刘老临床治疗的主要特色之一就是善用仲景方治疗小儿病，例如：用宣肺散寒法标本兼治小儿咳喘；应用苓桂术甘汤加减，治疗痰湿阻肺之咳喘，并用其温阳化气之功治疗小儿唇裂；应用小青龙汤化裁，治疗小儿寒饮兼感之哮喘；应用麻杏石甘汤，治疗痰热壅肺之咳喘等。而对于小儿脾胃病的治疗，则应用"五苓散"加减化裁，治疗小儿湿热泻；应用附子理中汤加减化裁，治疗小儿慢性腹泻；用"炙甘草汤"加减，治疗小儿水肿等。这些均体现了刘老宗仲景之法，结合儿科特点灵活运用的辨证思想。

刘老作为第一批全国老中医药专家学术经验继承工作指导教授，带徒传承，悉心传授自己的学术思想和临证用药经验，培养出多位儿科专家，使中医儿科事业后继有人，闫慧敏教授就是其中最著名的一位。

（二）汲取王鹏飞先生辨治精髓

在学术思想上，"小儿王"王鹏飞先生对闫慧敏教授亦有着重要影响。王鹏飞先生于1954年到北京儿童医院中医科工作，他出身于中医世家，家学渊源，积三代祖传医术，将中医经典理论与民间实践经验相结合，临证经验丰富，应用多种自制丸散治疗小儿疾病，辨证用药有很多独到之处，尤其擅长治疗小儿脾胃病，重视脏腑辨证，顾护脾胃，调和气血。在二十世纪七八十年代，当时还是年轻医师的闫教授曾跟随王老应诊、抄方学习，王老的遣方用药对闫教授的深远影响，尤其体现在对小儿脾系疾病如胃脘痛、厌食、呕吐、泄泻、便秘，以及小儿过敏性紫癜等疾病的辨证治疗上。1988年，"北京王鹏飞儿科诊疗研究中心"在北京儿童医院成立，大大推动了对中医儿科脾系疾病的研究发展，促使闫教授在小儿脾胃病的研究诊治上做了大量的临床和科研工作，获得丰硕的成果[3-4]。

（三）陈昭定先生指导与教诲

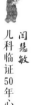

陈昭定教授亦曾任北京儿童医院中医科主任，带领着闫慧敏教授一起为中医科的发展做出了非常突出而卓越的贡献。陈昭定主任的学术思想，尤其"以脾胃为中心"的临证思想，成为日后闫慧敏教授临床工作的重要思路及指导思想，并成为闫慧敏教授治疗儿童常见病及疑难重症的重要法宝。闫慧敏教授也逐渐成为中医儿科从脾胃论治的重要代表人物之一。这些，都离不开陈昭定主任的悉心指导与教诲[5-6]。

陈昭定教授提出小儿"百病皆为脾胃生"的概念，认为饮食失节，脾虚不运，胃纳不和，可影响机体气血津液的变化，终而造成血瘀气滞、痰饮内停，这也是造成小儿外感或内伤杂病的根源之一。闫慧敏教授在行医过程中，谨记陈昭定教授的指导，同时进一步理解李东垣对脾胃的论述，在治疗肺系疾病时加强对脾胃的运化与调护，获得了积极的临床反馈。闫教授在治疗反复呼吸道感染时，提出了健脾运脾的思路，不仅传承了陈昭定主任的脾胃论治思想，更是将李东垣所论述的"胃土平和，则有所受而生荣，周身四脏皆旺，十二神守职，皮毛固密，筋身柔和，九窍通利，外邪不能侮也"应用于临床，做到了理论与实践相结合，突出了中医特色，并取得很好的临床效果。

闫慧敏教授临床常用的五脏辨证，也是受陈昭定教授的启发而成，并且与陈教授的临床思路一致，在以脾胃为中心的基础上进行辨证治疗。如肺系疾病中的重症肺炎、反复哮喘，闫慧敏教授遵从陈教授肺、肝、脾同治的原则，互相协同，互相促进，通过补土培金、泄木养金、佐金平木等方法治疗肺系虚证、实证，效果明显优于单独一系治疗。再比如肾系疾病，过敏性紫癜肾炎、肾病综合征等，闫慧敏教授也遵从陈教授培补脾胃的思想，通过培补后天，滋养先天，健脾运脾来运化气血、通畅气机，促进水肿消退；通过健脾，改善脾统血功能，促进紫癜消退、血尿缓解；通过运脾化湿，促进精微化生与代谢正常，改善蛋白尿。陈昭定教授的脾胃思想，被闫慧敏教授灵活应用在临床中，不断改进发展，有效地促进疾病的康复与缓解。

儿童疑难杂病往往以头绪纷繁芜杂、症状千变万化、预后不良等为特点，无论中医医师还是西医医师，都将疑难杂病作为重点攻克的内容，甚至奉献毕生的精力。然而疑难杂病，在病因病机上，往往令人没有头绪，不知从何入手。陈昭定主任认为很多疑难杂病，病史复杂，病情迁延，往往与先天不足、后天失养相关。而后天因素中，作为后天之本，脾胃功能异常，必定为疑难杂病的发生起到了关键的作用。无论小儿肺炎、胃肠炎、关节炎、肾炎、黄疸、肝炎等，无不在发病诱因、起病过程、发展阶段等方面，与脾胃有千丝万缕的联系。因此，调理脾胃功能，运脾健脾，促进胃纳腐熟，外可卫气充盈以预防六淫邪气，内可调节水液代谢平衡，气血运行正常，自然可预防疾病、促进病情改善。这也体现了中医的整体特点。因此，闫慧敏教授在陈昭定主任的教导下，在重症及疑难疾病诊治过程中，也往往责之于脾胃运化的失调，并通过健脾和胃，加强运化作用，来作为其重要的治疗原则。如闭塞性细支气管炎，往往会因外感加重病情，闫慧敏教授便通过顾护脾胃，培土生金，使腠理紧密，以减少发作次数；同时，闭塞性细支气管炎往往存在肺气被束，肺气不宣，郁而化热，炼液为痰，痰热阻肺，肃降无权，进一步导致痰热闭肺、热毒闭肺，闫慧敏教授便加用清肺宣肺之品，并酌情健脾化湿，使痰化无源，进一步阻断病情的发展。

三、守正创新，兼收并蓄

从医50余年来，闫教授始终战斗在中医儿科临床一线，运用高超的医术，几十年如一日，精心诊治患儿，记录诊治心得。闫教授刻苦学习，熟读经典，孜孜不倦，徜徉在浩瀚的中医古籍中，博采众方，揣摩历代医家的学术观点，吸收各家之精髓。同时，科内多位专家的言传身教，闫教授耳濡目染，悉心学习，结合自己的临床经验加以运用，传承并发扬各位前辈教授的学术经验。

在临证时，闫教授强调要充分运用中医的整体观念，重视小儿的生理病理特点，注重结合当代小儿的体质特点，掌握钱乙的小儿五脏辨证学说之精髓，认为小儿五脏六腑成而未全，全而未壮，其中以脾、肾两脏最为突出；强调审因论治，以脏腑辨证、八纲辨证为核心，注重四诊合参，尤重小儿望诊，认为要首先辨病，然后辨证，再辨病与辨证相结合，谨守病机，综合、全面辨证施治。病因疗法中注重"辨证求因，治病求本"，首先要辨清寒热，在辨证用药中体现"急则治标""标本兼治"或"缓则治本"的治疗原则。在病理上反复强调小儿"发病急、传变快、易寒易热、易虚易实""虚实夹杂"的特点。辨证用药以扶正祛邪为总则，虚实兼顾，标本兼治，扶助正气以脾胃为中心，兼顾他脏，祛邪尤重祛除食积、湿热、痰饮和血瘀等内外之邪，以此治疗小儿肺系、脾系等多种疾病及疑难杂症，疗效显著。

多年行医的过程中，闫教授遵古而不泥古，细心揣摩体会，对于小儿常见病、多发病，注重"审因论治"，结合当下的气候和儿童的体质、疾病特点及自己的临床经验而选方用药，将经方与时方、验方有效结合，获得卓著疗效。如对于小儿外感风寒的治疗，闫教授虽多运用辛温解表法，但在用药时，很少应用麻黄、桂枝等辛温发汗之品，而常用荆芥、防风、苏梗、桔梗、生姜、白芷、柴胡之类较为温和的散风解表之品，取得很好的疗效。而对于内伤杂病，尤其是脾胃病的治疗，则受王鹏飞先生的影响较多，吸收王老经验方的精华，多以脾胃为核心，兼以清肝益肾之法。如治疗小儿胃溃疡急性期，闫教授多以青黛、紫草、小茴香、伏龙肝等药物清热解毒，调中行气，兼以活血化瘀，温清并举，疗效显著。

由于小儿发病急，传变快，脏腑娇嫩，闫教授强调处方用药要倍加审慎，在治疗用药上"温、凉、补、泻各尽其宜"，"当汗则汗，当泻则泻，宜温则温，宜凉则凉"，无论急性外感热病，还是慢性内伤诸病，均可寻治疗之法。在治疗小儿各种疾病上，均避免过量应用苦寒之品，以防伤其生生之气，损伤脾肾。且小儿往往服药困难，故在临证用药上，闫教授强调用药遣方贵在灵活、精炼，专方与专病相结合，一方中用药不宜过多，要根据病情、辨证，突出重点，攻其要端、主次分明，切不可开大方或问病堆药，用药应清轻严谨，对于复杂的病证，方药组成不过10味药左右，简单轻症则只有6～8味药即可，提出药少力专，要以味娇为好，还应善用"对药"，将药物两两相互配伍为用，多寒热并用，表里兼顾，或阴阳相配，气血相合，动静结合、一清一补等，均要恰到好处。

简言之，闫教授在辨证施治、遣方用药上均有自己独到之处。闫教授擅长治疗小儿多种疾病，有丰富的临床经验：小儿肺系疾病中，小儿肺炎、气管炎、哮喘、闭塞性细支气管炎等；小儿脾系疾病中，泄泻、厌食、呕吐、便秘等；儿科疑难病症和杂病中，小儿过敏性紫癜及紫癜性肾炎、多动症、抽动障碍、胎黄、腺样体肥大、过敏性鼻炎、霰粒肿、麦粒肿、心悸、遗尿症等。同时，闫教授努力学习现代医学的诊疗技术，在中西医结合的研究上不断尝试，收获颇丰。丰富的学习和工作经历，使闫教授多种学术思想融合交汇，兼收并蓄，形成了自己独特的学术思想。

传承和创新，是中医儿科事业发展的永恒主题。闫教授几十年来系统传承了几代老专家的学术经验，在形成自己的学术思想的同时，注重创新探索，临床与科研并重，中西医结合发展中医儿科，主要体现在以下几点。

（一）率先开展小儿胃镜检查，突出小儿脾胃病中医特色诊疗

闫教授为了更好发展中西医结合脾胃病研究，1989年到协

和医院内镜中心进修学习后即在全国率先开展了小儿胃镜检查及小儿幽门螺杆菌（Hp）感染的研究工作，进行病例总结并发表多篇文章。闫教授继承王鹏飞先生的学术经验，结合胃电图、胃镜等现代医学的检测手段，在小儿腹痛、腹泻等疾病的病因病机探讨及中西医结合诊治上不断创新，以胃镜检查为基础在探索小儿胃肠黏膜改变和中医辨证特点的相关性上进行了有益的尝试，观察胃镜下微观病理变化的客观检测指标，探讨脾胃病舌脉宏观辨证和与胃镜下黏膜改变微观辨证的有机结合，提高对小儿脾系疾病的认识；并以小儿脾胃病的病因、病机、理论基础的研究作为重点研究内容，开展小儿 Hp 相关性胃炎的中医治疗研究，在抗 Hp 感染的方法中进行中药治疗干预，针对合并有 Hp 感染的湿热中阻型胃脘痛患儿拟定童幽清方，并进行临床观察和实验研究。

闫教授对小儿腹泻病的治疗也颇有建树，完成了国家中医药重点专科小儿泄泻研究的方案，对临床路径方案进行完善，现已推广至全国使用。闫教授在王鹏飞老先生的经验方基础上，运用运脾止泻、清热利湿法治疗小儿轮状病毒腹泻，总有效率达 96.67%，并制成运脾止泻颗粒，治疗小儿急慢性腹泻，疗效肯定，并获中华中医药科技进步二等奖[7-8]。

（二）开发痰喘宁合剂，弥补小儿咳嗽用药不足

对于肺系疾病小儿咳喘的治疗上，闫教授看到临床儿科治咳喘之中成药多为清肺热之剂，临诊中时有见到患儿来院时，因过服清利肺热之寒凉之药，损伤稚阴稚阳，阻遏气机，加重痰饮，延长病程的。有感于此，闫教授在恩师刘韵远治疗小儿

寒性咳喘的经验方的基础上，进行加减化裁，制成痰喘宁合剂。该制剂作为北京儿童医院内部制剂，在临床应用多年，疗效显著，其独特配方弥补了寒性咳嗽和痰湿咳嗽的患儿无中成药可用的空缺。

（三）临床与科研并重，探索中西医融合诊疗之路

多年来，在北京儿童医院这所全国最大的儿科综合医院，闫教授作为中医科的学科带头人，非常注重发扬中医科的传统优势。闫教授带领全科人员，借助北京儿童医院前沿的儿科实验平台，临床与科研并重，在传承老中医药专家的学术经验的同时，吸收现代医学先进的诊疗技术，采用循证医学的现代科研思路，微观和宏观相结合，整体和局部相结合，进行中医临床及中西医结合的创新探索，针对小儿多种专病，尤其是疑难、复杂病症，开展多项中西医结合的科研工作，获得多项国家级及省市级课题及科技成果奖。如中医药治疗病毒性肺炎疗效评价方法研究，小儿过敏性紫癜及过敏性紫癜性肾炎的实验研究和中医辨证方案的示范研究，川崎病的中西医结合基础及中医辨证治疗研究等。对于初生婴儿常见的胎黄一证，闫教授对小儿瘀胆型肝炎进行病因、证候、疗效及中药干预的临床及实验研究，并于 2011 年与中国中医科学院古籍数字化研究室合作，带领科室人员共同创立完成小儿黄疸古籍文献数据库，在胎黄的临床、教学、科研等领域发挥重要作用。

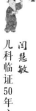

闫慧敏
儿科临证
50年心得录

第二章

学术精华

闫教授集 50 余年的临床经验，汲取多位前辈儿科医家的学术经验之精髓，兼收并蓄，形成了自己独特的学术思想。简单概述，闫教授强调辨病与辨证相结合，重视小儿的病理生理特点，四诊合参，尤其注重小儿望诊，审因求证，谨守病机，辨证施治。闫教授治疗小儿各种疾病时，多施以脏腑辨证，精于五脏证治，扶正祛邪，虚实兼顾、标本兼治，扶正以脾胃为中心，兼顾他脏，祛邪尤重食积、痰饮及血瘀气滞之邪；所用方药，既秉承刘老之旨，掌握仲景用药之精髓，亦深谙时方、验方之精要，两相结合，灵活应用，每获良效。

一、辨病辨证，谨守病机

闫教授认为，在诊疗疾病时应辨病与辨证相结合，且辨病为先，辨证在次。辨病时，既要确认中医之病名也要诊断明确的西医之病名，即确定中西医的双重诊断，然后才在辨病的基础上进行辨证施治，以免贻误病情。

历代医家多强调辨病为先。闫教授认为，"病"是对疾病全过程的综合性判断，故辨病应为先，准确地识清病名是诊治疾病的第一步，只有在准确辨病的基础上，才能更好地把握疾病基本病机和整体的发展规律，进行准确的辨证和施治。而在现代医学快速发展的今天，利用现代医学的检测手段，将中医辨病与西医诊断相结合，在更精准辨病的基础上充分发挥辨证论治的优势，才能获得更好的疗效。例如闫教授在治疗小儿 Hp 相关性胃炎时，首先借助现代医学检测手段明确疾病诊断后，在遣方用药时酌情加用黄连、败酱草等经现代药理学研究对 Hp 有杀灭或抑制作用的药物，可以更加有针对性地对症用药，提高疗效。

同时，闫教授始终强调辨病与辨证有机地、密切地结合，辨病不能离开辨证，才能使病、证、方、药有效结合，提高诊疗水平。而所谓"证"则是疾病某一阶段的病理情况的反映，因此一种疾病可能会有多种证，表现为同病不同证；而一种证也可能存在于不同的疾病中，则为同证不同病。但正确的辨病是根本。应在准确辨病的基础上，掌握疾病的整体发展阶段和转归规律的基础上，审因求证，谨守病机，既可"同病异治"也可"异病同治"，既可"同证异治"也可"异证同治"，根据疾病不同阶段的证型变化及病情的轻重程度辨证论治是正确施治的关键。

二、四诊合参，尤重望诊

小儿有着独特的生理病理特点，望、闻、问、切四诊很难全面达到要求。闫慧敏教授在临证时四诊合参，尤重望诊，通过望患儿的神态、精神、形体、步态、面色、口唇、眼睛、全身皮肤、反应能力、斑疹变化、二便情况等各个方面内容，判断疾病的轻重缓急、机体气血的盛衰变化及正气与邪气的关系，为下一步的治疗奠定基础。

（一）儿科八望

儿科望诊与成人还有一定区别，闫慧敏教授将其概括为八望，即"望神、望色、望形、望态、望窍、望疹、望便、望纹"。

1. 望神

闫慧敏教授经常说，望神在儿科尤为重要，通过望神可以对小儿患病状况有一个初步的了解。望神时首先要看患儿有神还是无神。若形体壮实，动作自如灵活，活动睡眠如常，表情活泼，反应灵敏，面色红润光泽，目睛明润灵动，呼吸平顺调匀，语声啼哭清亮，是为得神，说明正气尚充，脏腑功能未衰，无病或病轻。若形体羸弱，精神萎靡不振，反应迟钝，动作迟缓或不由自主，表情淡漠，哭笑反常，面色晦暗，目睛呆滞不活，呼吸浅弱或气促不匀，寡言声轻含糊或惊啼谵语，是为失神，表现为正气不足，脏腑功能衰败，病重或病危。

2. 望色

色诊是通过观察患儿皮肤颜色，尤其患儿面部颜色的变化来了解病情的方法，在中医儿科的诊断与治疗中有着十分重要的意义。闫慧敏教授认为，通过观察部位与颜色的变化，可以推知患儿的病因病机、病位病性。这不仅要有深厚的中医基础功底，还需要长期的临床实践。正常小儿面色红润均匀，有光泽，肌肤弹性好。病理状态下，面部或肤色的变化，往往可以对疾病有一定的提示作用，正所谓"面部气色有五色之偏，所主证候各有区别"。

闫慧敏教授对此有独特的理论研究与治疗经验：如果面色白，多与气血亏虚有关，多为寒证、虚证。小儿外感起初，无汗面白，多是风寒外感。若小婴儿夜间哭闹烦躁，汗出肢冷，可能与腹中寒痛有关。血液病的患儿可见面白无华，爪甲苍白，多为营血亏虚所致。很多肾脏科的患儿存在面白、身面浮肿，可能多与阳虚水泛有关。如果面色黑，多与阳气虚衰，气血凝滞有关，临床可主虚寒证、水饮证、血瘀证。若面青色黑，肢厥，往往与阴寒内盛有关；若面色灰滞，少气懒言，畏寒肢冷，多是肾气虚衰；面唇鳌黑，多与心阳衰微有关；面色舌有瘀点瘀斑，往往与血脉瘀滞有关。因此，熟悉望诊中的色诊，对于儿科医师至关重要，可以在短时间内迅速了解疾病的整体情况、趋势走向，为快速诊治奠定基础。

3. 望形、望态

闫慧敏教授认为，除了望神、望色以外，小儿的形、态变化，也会给临床很多有意义的提示，再结合望神、望色，就可以初步推断患儿的疾病状态。

望形、望态包含的内容很丰富，包括患儿的营养发育状态、肌肤、躯干、四肢、头部状态等，也包括坐姿步态等，可提示疾病的病因、病位、病性等。若就诊时，患儿头发黑色光泽，体型适中，皮肤嫩润，肌肉充实，说明患儿发育良好，营养充足，这种患儿往往病情较轻，病史较短，一般治疗过程会比较顺利，预后相对良好。若就诊时，患儿头发稀疏、色黄，体型肥胖或消瘦，皮肤干燥或浮肿，肌肉少，说明患儿发育欠佳，营养不足或过剩，这种患儿往往病情较重，病史较长，一般治疗过程会比较复杂，预后可能不良。

因此，熟练掌握望形、望态的要点，可以在临床工作中迅速抓住疾病本质特点，利于早期诊断、早期治疗。

4. 望窍

望窍，也叫望苗窍，也是判断儿科疾病病性、病势的常用方法之一。

闫慧敏教授尤其强调望舌。刘韵远先生就对小儿舌诊有着非常独到的见解和体会，独创小儿舌诊观察法[9]，即通过观察患儿舌面的红点判断病位在表或是已经入里。闫教授则结合自己的临床经验，予以发扬继承。闫教授说，小儿舌象的变化与疾病关系密切。舌为心之苗，通过经络与脏腑相连，舌苔又是胃气所生，因此，利用舌诊可以更准确地判断病程之长短、病位的表里、病性之寒热、小儿体质之虚实、气血之盛衰，以及小儿外感性疾病的发展阶段和疾病的转归。

例如在小儿外感性疾病初起时，小儿的舌尖会有红点逐渐由前向后延伸的现象，闫教授会根据红点的色泽、凹凸、大小等改变，动态观察小儿舌质与舌苔，尤其是舌面红点的变化，来判断疾病的寒热虚实和转归等。观察的重点在红点的颜色、形态和是否融合上。与唇色相比，舌面红点淡红者多属寒证，红点鲜红并融合者多属热证。如舌尖望去散在凸起红点，尚未融合，则为病邪在表，或邪在卫分；舌尖红点若逐渐融合，并有沿着舌的两侧向后扩散的趋势，则提示邪热由表入里或邪在气分。如舌面红点色红而暗，分布过半，融合显著，为邪热炽盛，可见于肺炎喘嗽之邪在营血。闫教授依据多年的临床经验，认为患儿感受外邪后，舌面红点颜色的深浅和疾病的转归有一定相关性。如起病（如甲型流感等某些急性感染性疾病）不久，多在48～72小时之内，舌面红点即开始融合，提示病邪由表入里，由寒化热，发展迅速，病情易发生传变。若舌面红点颜色转淡，由凸起转而凹陷，表示邪势将去，病情恢复。故观察舌面红点，可以测知感邪之深浅、病性之寒热、正邪之盛衰，同时对于判断外感疾病的发展趋向和预后，对于准确地辨证用药，具有重要意义。

闫慧敏教授还将淡红、鲜红等主观判断的颜色做了进一步明确。她提出舌部蓓蕾的颜色可以与孩子的口唇颜色相比较，比唇色淡的为淡红，比唇色深的、鲜亮的，为鲜红。淡红为寒、鲜红为热。同时，还可以根据舌尖蓓蕾的分布，判读疾病的轻重，邪正的盛衰。如蓓蕾仅舌尖处较为明显，多为病情初期或邪在卫表；若蓓蕾逐渐延伸至舌的两侧，表明邪热由表入里，逐渐加重。若蓓蕾分布明显，融合成片，提示病情加重，热在营血。同样，若病情后期，逐渐出现舌部蓓蕾由舌面退至舌尖，说明正气逐渐恢复，邪气即将减弱，病情即将进入恢复阶段。

除了舌以外，其他苗窍的表象，也是闫慧敏教授临证处方的判断依据。小儿肺系疾病最为常见，而肺开窍于鼻，故临证中闫慧敏教授通过对鼻部的观察、询问来协助肺系疾病的诊断。如外感风寒，可见鼻塞、清涕；外感风热，可见鼻塞厚重、黄稠浊涕；秋燥犯肺，可见鼻部干燥；浊涕腥臭，多为肺经郁热之鼻鼽；肺炎喘嗽，可见鼻翼扇动，喘急气促。

肾为先天之本，肝肾同源，通过肝的苗窍，可以探知患儿肝肾功能状态。如正常儿童目光有神，目珠灵活，说明肝肾精血丰沛；若目珠直视，可能是肝肾精亏，肝风内动；目睛发黄，多为湿热或瘀血阻滞肝胆，胆汁外溢导致；眼睑下垂，无力抬起，多与肝脾肾亏虚有关。除了目睛，耳的变化也可反映先天肾气的状态。耳壳丰厚、颜色红润是先天肾气充沛的表现；耳壳薄软、耳舟不清是先天肾气未充的证候。

脾为后天之本，脾虚不运，气血亏虚，可见唇色淡白；若饮食积滞，湿热内蕴，可见唇色红赤。咽部是肺胃的共同通道，

闫慧敏
儿科临证50年心得录

可以反映肺系、脾系的功能状态。儿科临证中，咽部的望诊也是必不可少的内容。风热外感，咽部红肿；痰热蕴结，喉核肿痛；肺胃热盛，可见乳蛾；气虚阴伤，可见喉核色淡肿大。

5. 望疹

很多小儿疾病常伴有皮疹，作为儿科医生，皮疹的鉴别非常重要。如过敏性紫癜的患儿表现为下肢或四肢反复出现紫癜，可伴有腹痛、血尿等症状。若紫癜密集，来势凶急，颜色紫暗，多为血热、瘀热导致；若迁延不愈，反复发作，紫癜色淡，多与脾虚肾亏、气不摄血有关。一些感染性疾病也会在临床中出现紫癜、发斑表现，若伴发热、斑疹大小不一、颜色鲜艳或紫红者，多与热入营血有关。若色淡不退，反复发作，多与阴虚内热相关。除了发斑以外，出疹在儿童疾病中也非常常见，疹色、疹形与分布状态可以反映患儿机体的邪正关系。若疹色鲜红，伴瘙痒，多与风热或夹湿有关；若疹色淡红，迁延反复，多与血虚、阴虚相关。

6. 望便

在儿童诊疗中，观察、询问大便情况是临床诊断的重要依据之一。闫慧敏教授通过对大便的观察，可以较为快速地明确疾病的病因、病性。若大便清稀，如蛋花汤样，多与风寒湿滞有关；若大便色黄稀浊，可见黏液，气味酸腐，多为湿热蕴结；若大便夹不消化物，气味难闻，可能为乳食积滞；若病情日久，大便质稀溏，伴面色少华、神疲乏力，多为脾虚食滞不化；若病情日久，大便完谷不化，滑泄不止，考虑为脾肾阳虚失煦。夏秋季节若饮食不节，大便赤白黏冻，伴里急后重，多为湿热下痢。同时，大便还可以反映肝胆的病理变化，若患儿皮肤巩膜黄染，大便浅黄或白陶土色，多为胆汁排泄不畅或胆道病变导致。

除了大便，闫慧敏教授认为小便对于儿童病因病机的判断也有一定帮助。若小便短赤，多为内热津伤；小便清长，多为脾肾阳虚。具体来说，若邪热内盛，伤津耗液，必然出现尿少、尿黄；若湿热内蕴，可出现尿黄、尿频等表现；若小婴儿尿黄染布，不易清洗，要注意鉴别有无婴儿黄疸。若过敏性紫癜患儿存在尿色加深、尿红赤等表现，多为血热妄行导致；若过敏性紫癜患儿尿中泡沫增多，伴下肢浮肿，应注意脾虚湿蕴导致的蛋白尿。

7. 望纹

闫慧敏教授认为，脉诊在儿科诊疗过程中受到的干扰因素比较多，但小儿指纹可以作为判断疾病的参考指标之一。指纹浮，轻推即得，显露于外，主病在表；指纹沉伏，重推不显，主病在里。若指纹浮露鲜红，多为外感风寒；纹色紫红，多为邪热内蕴；指纹淡红，多为内有虚寒；纹色青紫，多存在瘀热内结；指纹紫暗，多为瘀滞络闭。指纹色淡，推之流畅，多为气血亏虚；指纹色紫，推之滞涩，恢复缓慢，多主实邪内滞。指纹在风关，提示病情初发，病情轻浅；指纹到达气关，示病邪入里，病情深入；指纹进入命关，示病邪深入，病情加重；透关射甲，可能提示病情危重。

闫慧敏教授强调，对于疾病的判断，要综合四诊合参的结果，不能仅仅凭借望诊就明确结论，还要结合其他病证表现，予以综合判断。因此，在儿科临床工作中，要借助望诊，又不能完全依赖望诊，还要参考闻诊、问诊、切诊，甚至要结合现

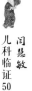

闫慧敏
儿科临证
50年心得录

代的检查技术手段，最后综合评判。

（二）望诊新义

除了传统的望诊经验，闫慧敏教授在临床中，还将望诊的内容、内涵进行了进一步发挥和阐述。闫慧敏教授认为，在古代，由于传统思想的束缚和科技水平的低下，古代医家只能通过对身体外在表现，来推测病因与病机的关系，作为证的参考依据。没有现代科技手段的帮助，古代医家凭借临床的观察和经验的传承，将中医理论不断完善。然而，随着现代化技术的不断发展，人们通过借助科技手段来更加明确的诊断和发现更加微小的病变。闫慧敏教授强调，要紧跟时代的步伐，充分利用现代科技手段，服务中医，服务临证。中医的核心是辨证，只有辨证明确，才能治疗有效。要做到辨证准确，四诊的收集，尤其望诊资料的收集，至关重要。望诊及其他方法收集的内容越多，越有利于辨证判断的准确。

宏观辨证是通过传统的四诊方法，将病例资料进行甄别、分析、判断，最终确定其证候类型。宏观辨证中，强调的是将患儿周边环境、自身体质状态与疾病发展规律综合考虑，具有整体、动态和个体的特色。中医的宏观辨证体系是历代医家在长期临床实践中逐步总结形成和发展起来的，它是建立在宏观认识问题的基础上，通过高度的概括性来揭示机体状态的共性，着重运用动态、整体的观点去认识人和病的关系。

因此，传统的望诊过程，实际上只是单纯通过医者对表象的观察所得到信息，有增加主观臆测的风险，同时，容易遗漏一些隐匿的、"无证可辨"的疾病。如：黄疸病经辨治之后，黄痕消退，但肝功能尚未恢复，相关指标仍然偏高；胃炎的患儿症状缓解后，胃黏膜可能仍然有充血、水肿表现，但患儿可能并无任何异常主观感觉；这些"无证可辨"的"隐匿性"就常常使宏观辨证无用武之地[10]。闫慧敏教授在临证过程中，也逐渐体验到宏观辨证的局限性，因此，她也在不断探求微观辨证的价值和临床意义，尤其微观辨证中望诊的发展。她在儿童医院首先开展了小儿胃镜技术，将脾胃病的望诊概念延伸到镜下。通过观察的胃镜下黏膜，闫慧敏教授进一步丰富了望诊的内容，直接观察脏腑色泽、形态及体内积聚、水液停聚等情况，进一步弥补了由外揣内的不足，从而使得辨证依据更加可靠和完备。同时，胃镜所观察到的"望诊的延伸"，可以发现更加细微的病变线索，为早期诊断、早期治疗、促进康复提供了便利的条件和方法。

　　闫慧敏教授带领的团队在微观辨证方面做了很多研究。如应用中医宏观辨证与胃镜下黏膜微观辨证相结合方法对78例确诊幽门螺杆菌感染胃及十二指肠疾病患儿进行分析，发现中医宏观辨证以湿热中阻证为主，其次为脾胃虚弱及肝胃气滞证；微观辨证以胃肠滞热型为主，其次为肝胃不和及胃肠瘀滞型。其异同点均对临床辨证分型与指导临床有较好的实用价值。小儿脏腑娇嫩，易寒易热，急性期胃肠黏膜以胃肠滞热为特点，但小儿"脾常不足"，脾胃功能失调又常常是发病的主要机理。因此，抓住两种辨证异同点的变化，再结合儿科特点辨证用药就十分重要。例如，胃炎急性期胃镜下表现为胃肠滞热型，但临床辨证为脾胃虚弱证者，在治疗中二者均需兼顾。在清热利湿的基础上，注重配以益气调中的药物，以防过于苦寒伤及脾胃。待病情稳定后，继以健脾和胃，调理气机，使患儿体质得以增强，疾病得以痊愈 [11]。

闫慧敏教授进一步深入临床宏观辨证中的望诊，提出结合微观的黏膜望诊，共同辨证。宏观辨证与微观辨证相结合，在一定程度上既可反映整个机体的状态，又可显示局部的表现。微观的望诊可以加强辨证的准确性与全面性，有利于疾病的诊断与治疗。

（三）闻诊

望诊是儿科医生辨证的重要依据，但也要结合其他三诊，即结合闻诊、问诊、切诊的资料综合判断。尽管受到儿童自身特点的限制，闻、问、切诊所获得的资料有限，但仍对辨证有一定的参考意义。闫慧敏教授强调望诊的同时，也强调要兼顾其他三诊，防止临床工作中以偏概全。

闻诊，是仅次于望诊的儿科临床诊断手段。医师利用听觉、嗅觉诊察病情，可以得到比较客观的临床资料。

特别是年龄小的儿童，往往在门诊中会有啼哭、不配合的表现。闫慧敏教授却认为这给闻诊提供了很好的机会，要抓住孩子啼哭时所传达的信息。若孩子哭声响亮多为实证；哭声低微无力者多为虚证；若哭声尖，伴呕吐，应注意消化系统或者神经系统病变；哭声低弱，眼干无泪，多为阴液耗伤。面红目赤，哭声响亮，应注意有无外感热病；面红目赤，精神萎靡，应注意有无热入营血；哭而惊惕，须防有无惊风发作；哭声嘶哑，呼吸不利，犬吠样咳嗽，应注意有无喉炎；反复夜啼，应注意有无小儿积滞。

呼吸道疾病是小儿常见疾病，医师可以利用闻诊明确辨证。闫慧敏教授在多年临床实践中体会到：若患儿呼吸急促，是肺失宣降；若鼻扇气急，多为肺气闭郁；若喘促气急，喉中痰鸣，为痰壅气道；若呼吸浅促，可能为肺气不足。

闫慧敏教授通常将呼吸状态与咳嗽的闻诊相结合，予以辨证论治。单声咳，咳嗽不剧烈，常为病程初起、肺气失宣；若阵咳伴喘憋，多为肺失宣降，肺气上逆。若咳嗽声重，流涕鼻塞，伴恶寒、发热，多为外感风邪，涕清多风寒，涕浊为风热；若干咳无痰，多为燥热伤津；若痰多喉鸣，为痰浊阻肺；若久咳暗哑，多为肺阴耗伤；若病程日久，咳嗽无力，为肺气虚弱；若冬季发病，阵咳不止，伴面红目赤，咳毕回声、作吐，日轻夜重，应注意顿咳。

闫慧敏教授会利用问诊的机会，和能够交流的患儿进行一些对话交流，通过患儿言语的变化，判断邪正的盛衰。如语声过响，话多不宁，常属阳热有余；若语声低微，间断无力，常属心气亏虚。

除了闻声音，闻气味对于儿童的辨证也有很重要的作用。正常小儿口中气息清爽，若口气臭秽重浊、酸腐，多属胃肠积滞；若口气腥臭，有血腥味，要注意出血表现；若口气腥臭，伴脓血痰，要注意肺热壅盛，肉腐成脓。小儿的大便除了颜色、形状可以提供辨证依据外，气味的变化也可反映机体状态。如大便臭秽、稀糊黏滞，多为肠腑湿热；大便酸臭，伴腹胀、食欲下降，多为饮食积滞；若便稀味轻，多为脾胃虚寒。

除了大便，小便的闻诊也有一定临床价值。若小便清长味浅，多为脾肾虚寒，阳虚失煦；若小便短赤，气味难闻，多为

闫慧敏

儿科临证50年心得录

湿热下注，热结膀胱。

（四）问诊

除了望诊、闻诊，问诊在儿科临床应用中，也有一定意义。闫慧敏教授认为，望诊、闻诊，只能反映就诊时的状态，但患儿既往的表现，或在家中的表现，就不能通过望诊、闻诊来实现了，只能通过问诊。因为患儿往往不能独自表述，因此，对于儿童的问诊，往往以问询家长为主。闫慧敏教授强调，儿科问诊固然不是四诊中最重要的一环，但仍需要认真对待，这样才能够给望诊、闻诊做出有益的补充。

如"十问歌"中所提示的，问诊时首先要问患儿寒热情况，如发热规律、热峰情况、发热时伴随症状。这些都需要通过问诊实现，这样才能明确是外感热证、里热证，还是半表半里证。患儿出汗的情况，也可反映患儿正气、津液的状态。患儿就诊时，往往会因为环境因素或运动、哭闹、过暖等情况而无法让医生判断真实的出汗情况。因此，需要通过问诊，明确患儿是汗多还是汗少，有无自汗、盗汗等表现，这样才能明确是阳热亢进还是阴液不足，是正气亏损还是邪气旺盛。

除此以外，患儿一些伴随症状，往往只能通过问诊来完成。如患儿食欲情况、进食状态、进食时伴随症状等。对于年龄大一点儿的孩子通过问诊还能获得其他信息，比如疼痛时的感觉，是钝痛、刺痛、阵痛还是隐痛等，这样可以进一步明确机体是否存在气滞、血瘀、湿热等表现。睡眠情况也可以通过问诊获得更多的资料内容，如每日睡眠时间，睡中是否安宁，有无惊惕、惊叫、啼哭、磨牙等，从而明确有无心火上炎、气虚痰盛、脾虚失运、肝火内盛、心脾气虚等表现。

（五）切诊

小儿脉象相对单纯，年幼儿"脉微难见，又多惊啼"（钱乙《小儿药证直诀》），切脉参考意义有限，更多通过指纹来判断。但对于年长儿，闫教授强调切脉的重要性，同时指出，切诊不仅仅是切脉，还包括类似西医"触诊"的内容。一方面，医师可以通过切诊，了解患儿肌表、内脏情况，另一方面，通过抚摸可以安抚患儿，缓解患儿紧张的情绪。对于小婴儿，闫慧敏教授在与家长交谈的同时，会顺手摸一摸孩子的囟门，若囟门宽大、逾期不闭，是肾气不充的表现；若囟门头缝开解，是为解颅；若腹泻后囟门凹陷，常为津液耗伤；若囟门高凸，应注意有无邪热壅盛。

闫慧敏教授擅长诊治儿童脾胃疾病，对于腹痛患儿，闫教授除了望、闻、问诊外，还会通过切诊，明确腹痛的性质、病位，寻找病因。如腹胀明显，多为气滞；若腹硬压痛，多与瘀血有关。若胁下痞块，多为肝郁气滞、痰瘀阻滞；若腹部膨隆饱满，可能与腹部水液停留有关。若胃脘压痛，伴呕吐、恶心，多为胃脘病变；若脐周压痛，多为小肠、大肠病变；若过敏性紫癜患儿出现腹痛，腹部包块，应高度怀疑肠套叠。

关于切脉，闫慧敏教授遵从前人经验，临诊时患儿大于3岁时可参考脉诊的内容。小儿脉诊比成人要简单一些，以"浮、沉、迟、数、有力、无力、滑、弦"为主。浮脉主表证，沉脉主里证，数脉主热证，迟脉主寒证，有力主实证，无力主虚证。这6种脉象可以兼见，如外感风热可见浮数表现，阳气虚弱可见沉迟脉象。脉数有力，主实热证，脉数无力，主虚热证等。滑脉可见于热盛、食积等；弦脉见于疼痛、肝风、痰饮等。

临床带教中，闫教授言传身教，反复叮嘱不要完全依赖于现代医学的检测手段，要充分利用中医最基本的四诊，才能以中医思维指导临床正确的辨证施治。

三、扶正祛邪，调治脏腑

（一）正邪兼顾，标本同治

闫教授常说，任何疾病的本质都是邪盛正虚，简言之即正邪之争而已。正，即是人体自身的正气；邪，即是致病邪气。两者相互矛盾，正气的实质是人体对于疾病的抵御和再生的能力，而邪气的实质是指各种致病因素及其造成的病理损害结果。正与邪是矛盾对立的两个方面，疾病的发生、发展过程即是正气与邪气之间斗争的过程，是由正邪双方力量的此消彼长而决定的。闫教授认为，疾病治疗的最终目的是帮助人体回复正气，祛除邪气，恢复机体正常的生理功能，达到阴阳平衡。故扶正和祛邪是治疗疾病最根本的原则之一，所谓治病求本、标本兼治，其本质就是扶正祛邪，从根本上消除疾病。

闫教授指出，《黄帝内经》中阐发了邪正的概念。在《素问·通评虚实论》篇早已指出："邪气盛则实，精气夺则虚。"正邪虚实是推动疾病发展变化的根本原因。病有多种，正虚皆为百病之由始，正气足够强盛，则邪气无从扰身；反之，如正气虚衰，则正虚之处正是容邪之所，容易受到邪气侵袭。《素问·至真要大论》言"谨守病机，各司其属，有者求之，无者求之，盛者责之，虚者责之"，小儿"脏腑娇嫩，形气未充"，肺、脾、肾三脏不足为突出，故闫教授在组方的时候，尤其注意在清泄五脏之热时，清热药与顾护肺、脾、肾三脏功能之品共用以扶正祛邪，强调扶助正气的重要性。

闫教授的恩师，当代著名儿科医家刘韵远先生，亦深得扶正祛邪法则的精髓。刘韵远先生治疗小儿疾病，注重标本兼治，会根据疾病不同阶段，辨别正邪力量的消长盛衰来遣兵用药。闫教授熟读经方，谙熟仲景之学，深得其遣方用药之精髓，遵从钱乙之法，又跟随刘老三年，悉心学习，故对前辈之师的学术思想兼收并蓄、汲取精华为己用。

（二）脾胃核心，兼顾他脏

闫教授反复强调小儿"五脏六腑，成而未全，全而未壮"，"脏腑柔弱，易虚易实，易寒易热"，脾胃乃后天之本，在治疗用药中，要时刻注重扶助正气，以顾护脾胃为本，再兼顾肺、肾等其他脏器。

闫教授亦深谙脾胃学说的思想精髓。她认为，所谓人体的正气，是人体防御、抵抗疾病和再生的能力，是包括脏腑、气血等功能在内的人体的正常功能活动，涵盖了一部分现代医学所讲的免疫功能作用。脾胃之气充沛，则元气可以得到滋养而充足，其盛衰与脾胃运化之功能关系密切。卫气、营气、宗气及营血的化生均与脾胃运化关系极为密切。正常的脏腑功能活动有赖于气血、营养物质的化生，故正气是否充足与脾胃关系是否正常密切。

小儿脾常不足，脾气素虚，脾胃运化功能失司，导致正气不足，这往往是很多疾病产生的根本原因，而外邪的入侵，又极易影响脾胃的运化，进一步导致脾胃虚弱，无力抗邪，导致病情加重。故在治疗小儿疾病时，保护脾气以扶正，尤为重要。无论是对脾系疾病的治疗，还是对于其他外感或内伤杂病的治疗，闫教授在扶正祛邪的总原则下，无不强调以顾护脾胃为中心，同时兼顾他脏，只有脾气健旺，才能更好地鼓舞正气，祛邪外出，临床重在辨脏腑虚实及各脏腑之间的关系，用药主张顾护脾胃，审证立方。

（三）祛邪为要，内外兼顾

"正气存内，邪不可干""邪之所凑，其气必虚""风雨寒热，不得虚，邪不能独伤人"，正邪斗争贯穿疾病发生发展的始终，决定着病情的发展和转归。闫教授在小儿疾病的治疗过程中，强调调护脾胃、扶助正气，但及时祛除邪气则是治疗的关键一环。小儿脾胃运化不足，脏腑功能失调，易导致气机的阻滞，易产生痰饮、食积、湿热、瘀血等各种内生之邪，其既是疾病过程中的病理产物，也是推动疾病发展的要素，可以进一步阻滞气血经络，甚至变生他证，导致疾病的发展变化或加重。故很多小儿疾病，病因病机复杂，多虚实夹杂，寒热错杂，应该兼顾扶正祛邪，根据疾病的不同阶段灵活辨证用药，注意祛除内外之邪。如以解表疏风清外邪，清热解毒、消痰软坚、涤痰化浊、利湿化饮、消食化积、行气化滞、活血化瘀等以消解热阻、痰湿、食积、瘀血等内生之邪，及时给邪以出路。

闫教授认为，扶正与祛邪，如何权衡轻重而正确用药，关键在于度的掌握。在正确辨病的基础上，根据疾病的不同的发展阶段和证候表现，推断正邪相搏的情况，或以扶正为主，正强邪自祛，或以祛邪为要，"邪去正乃安"（俞根初《通俗伤寒论》）。闫教授常说，小儿体禀"少阳"，疾病状态时易表现为双重性：一方面阳气偏盛，感受外邪易从阳化热；一方面则实为"稚阳"之体，阳气稚嫩，易于受损而寒化，造成阳气损伤，阴寒内盛。故在处理一些热性疾病和内伤杂病时，要避免应用过于苦寒的药物，以免造成热邪未祛、阳气损伤的情况，在祛邪时也一定要中病即止，时时注意正气的扶助。

闫慧敏教授还将络病理论应用于儿科临床，强调祛瘀通络，以助祛邪外出。闫慧敏教授认为小儿脏腑娇嫩，形气未充，邪气客络，犹易犯于肺络、脑络、心络、血络、肾络等，而见咳嗽、痰饮、惊、痫、厥、斑等疾病，络病气滞、血瘀、痰凝及热毒阻络的病机广泛存在于上述病证中，故络病理论也可有效指导某些儿科病证，尤其是慢性和反复发作性疾病的诊断和治疗，将络病理论广泛地运用于多种儿科病证的诊治，强调"疏通"为要，将"活络化瘀"的原则贯穿于治疗始终，并不断创新，为其赋予了更丰富的内涵。

综上，闫教授强调对于小儿疾病，在遣方用药时，要辨病与辨证相结合，审因求证，弄清病机，治病求本，急则治标，缓则治本，只有标本同治，扶正祛邪，虚实兼顾，才能更好地促使患儿邪去正复、病情恢复。同时，治疗时既要及时清除各种邪气，又要随时顾护患儿正气，扶正固本，正本清源，改善整个机体的抗病状态，才能使患儿邪气得除，正气得复，身体康复，获得良好的疗效。

四、既病防变，先证而治

闫慧敏教授认为小儿的生理病理特点是卫外不固，易感外邪，因脏腑柔弱，血气未充，正不胜邪则易虚，邪气乘虚而入，迅速传变，正如《温病条辨·解儿难》中阐述"其脏腑薄，藩篱疏，易于传变"。闫慧敏教授强调，因小儿特殊的病理特点，作为一个中医儿科医生，要掌握疾病传变之规律，能够做到未至而先治，阻病于未传。闫慧敏教授"既病防变，先证而治"的学术思想在临床中多有体现，闫慧敏教授认为"既病防变，先证而治"不简单等同于西医的预防医学，其前提是在辨证论治、整体观念的基础上，准确把握核心病机，才能从已有之势推想，既要做到"有是证用是药"，又要做到"无是证亦需用药"，如此方能提高疗效，缩短病程。

第三章

闫慧敏教授常用药对

一、闫慧敏教授应用药对特点

用药如用兵，闫教授始终强调小儿在治疗时遣方用药尤要谨慎，张景岳在《景岳全书》中述小儿"脏气清灵，随拨随应"。清名家吴鞠通曾经在《解儿难·儿科总论》中指出儿科用药，"稍呆则滞，稍重则伤"。儿科治疗用药上，难在准确辨病和辨证相结合，"但能确得其本而撮取之，则一药可愈"（张景岳），难在精确选药，中病即止，恰到好处。闫教授常说，小儿脏腑柔弱，不受补、不耐攻伐，补正不要蛮补以免邪气留滞，祛邪不能峻攻以免伤损正气，应以调和为佳，宜多选用药性清轻之品，慎用大寒大热戕伐之品。用药时，"方随证立，药随法出""药有个性之专长，方有合群之妙用"（徐灵胎），应以表里兼顾、寒热并用、扶正祛邪、视其偏盛、随症加减为原则，灵活应用经方和时方。

闫教授遣方用药的另一特点是善用"药对"以助药力。"药对"是指临床上常用的、配伍相对固定的、两种药物组合的形式，是中药复方的基础。药对的提法最早见于《雷公药对》[12]。闫教授的恩师刘韵远先生及刘老的恩师施今墨先生，均善用药对治疗疾病。

闫教授也从传承中颇受启发，并在临床实践中基于对药性的掌握和长期遣方用药中经验的积累，总结了常用的药对，其常用的药对有如下特点：

1. 同气相求，协同增效

应用药性相似、功效相近的两味药，在复方中协同互补，可以增强药力。

2. 相使为用，相辅相成

闫教授常针对病情，择药各取所长，以全面照顾病情，一药辅助另一药的功效，收到两药合用之功大于单药之和的效果。

3. 寒温并用

小儿病症，常寒热错杂，虚实相间。故闫教授常将寒凉药物与温热药物并用，其性味功用虽相异，但寒温兼顾，相反相成，可以取得不错的效果。

4. 散敛相济

发散药与收敛药同用，一散一收，开合相济，也是闫教授所常用的药对配伍。

5. 升降配伍

闫教授亦善于将具有升浮之性的药物与沉降之性的药物相伍，以使气机宣降得复，促进脏腑功能恢复。

6. 相制为用，趋利避害

某些中药会存在一些毒性与偏性，两药配伍合用，一药可以克制另一药的毒性，在发挥药效的同时可以减低副作用的发生，从而达到增效减毒的目的。

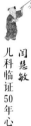

二、闫慧敏教授常用药对撷英

1. 荆芥，防风

荆芥、防风同为辛温发表散风之品。荆芥味辛，性微温，入肺、肝经，质轻，辛香透散，微温不烈，药性和缓，发汗宣散疹毒，祛风止痒，性质平和，无论风寒、风热证均可应用；

防风味辛、甘，性微温发散，气味俱升，可祛风解表，还可胜湿止痛，为治风通用之品，无论内风、外风均可应用。现代药理研究证实[13]，荆芥与防风的药理作用有很多相似之处，均有抗炎解热、增强免疫功能的作用，同时荆芥可以祛痰、平喘，防风则还有抗过敏作用。《本草求真》曰"宣散风邪，用以防风之必兼用荆芥"。闫教授认为，防风为风中润剂，偏入气分，荆芥兼可发散血分郁热，二药参合，祛风而不燥，散邪而不伤正，两药相须而用，温而不燥，并走于上，祛风力强，但发汗力缓，可广泛治疗外感表证，无论风寒、风热均可应用。小儿外感风寒之证相对于成人更多见，若辨证失误，误服大量辛凉解表、清热解毒之品，会伤及卫阳之气，甚或加重痰饮，延长病程。故闫教授强调，在表邪留恋、肺失宣降阶段，尤应重视风寒之证[14]。闫教授常将这组对药用于儿童肺炎初期，以期邪从表解，防止进一步传变。此外，肺主皮毛，对于一些皮肤病，如慢性荨麻疹等，属于表闭不开、血分有热的证候，闫教授在临床上也酌情选用此药对，还多应用于风邪所致之皮疹瘙痒之证，以透疹祛风止痒。

2.桑叶，菊花

桑叶味甘、苦，性寒，入肺、肝经，甘寒润燥，轻清疏散，宣肺泄热；菊花味辛、甘、苦，性微寒，同归肺、肝经，质轻气凉，苦寒解毒。本药对出自清代吴鞠通《温病条辨》之桑菊饮，桑叶、菊花协同为用，可加强散风透邪、解毒退热、润肺止咳之力，闫教授常用于肺炎初期，辨证属风热犯肺者。这部分患儿往往以低热为主，可见鼻塞、流涕、稍咳、口渴等症状。若伴见目赤肿痛、头痛、烦躁易怒等肝经有热表现，尤适合加用此对药，并重用菊花，此法既能清泄肝热，又可因药性平和而不伤正气，适合于儿科应用。

3. 麻黄，杏仁

炙麻黄辛散温通，入肺经，能宣发肺气以平喘；"轻清上浮，专疏肺郁，宣泄气机，是为治外感第一要药"（《本草正义》），"麻黄乃肺经专药"（《本草纲目》）。而杏仁味苦能降，疏利降肺而止咳化痰，"止咳逆上气"（《名医别录》），有"发散风寒之能，复有下气除喘之力"（《本草求真》）。麻黄、杏仁两药同入肺经，辛散苦泄，可外开皮毛之郁闭，以宣发肺气，故善平喘。杏仁味苦微温，长于降利肺气而止咳平喘，为治咳喘之要药。麻黄宣肺祛邪，杏仁降气，二药合用，属相使之用，宣降结合，增止咳平喘之效，故有"麻黄以杏仁为臂助"之说，善于治疗肺金受邪之咳喘病。

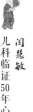
闫慧敏
儿科临证50年心得录

药理研究提示，杏仁的主要成分杏仁苷对呼吸中枢有一定的抑制作用[15]，可以止咳平喘。两药相配，升降同调，于宣肺之中兼以降肺而止咳平喘，为治咳喘之要药。而且，杏仁中脂肪含量高达40%～50%，对肠黏膜有润滑作用，可以润肠通便，"肺与大肠相表里"，故杏仁可以进一步疏解肺气的郁滞。药理研究亦证实，麻黄和杏仁配伍[16]，可以使平喘的药效增强。闫教授常将二药配对，治疗外感风寒犯肺所致咳嗽气喘之证，两药一宣一降，既可散风寒宣肺平喘，又可促使肺之宣肃功能恢复，使咳喘得以平复。闫教授认为用该药对治疗各种急慢性咳嗽时，可根据兼夹症进行配伍使用。在临证过程中常常有患儿咳嗽日久，久治不愈之状况，闫教授此时常用麻黄、杏仁再加桃仁，患儿咳久气虚，久病入络，络脉瘀阻，故此时加用桃仁，桃仁具活血祛瘀之功。肺络得通，血行则气顺，咳嗽气逆则止，《名医别录》中对桃仁有"止咳逆上气，消心下坚硬"之论。

4. 麻黄，白果

闫教授常用麻黄配白果。麻黄味辛、微苦、温，宣肺平喘，解表散寒，多以蜜炙入药。而白果味甘、苦、涩，性平，敛肺化痰平喘。药理研究提示，麻黄[17]可以解热、抗炎，有较持久且温和地松弛支气管平滑肌的作用，可以兴奋交感神经，扩张支气管。白果[18]有祛痰作用，对气道的平滑肌有较弱的松弛作用，还可以减少肥大细胞脱颗粒的释放，同时还有抗过敏、降低气道的高反应性等作用。二药配伍，一散一收，既可增强止咳平喘之功，又可调理气机，宣肺但不致耗气，敛肺而不致留邪，既可以治标实之喘，又可以治本虚之久咳喘不愈，标本同治，虚实兼顾。闫教授常将之用于治疗肺气失宣之各种咳喘证。

5. 麻黄，射干

麻黄味辛微苦，性温，归肺经，辛散苦泄，可外开皮毛之郁闭以宣发肺气，故麻黄宣肺平喘，并能发汗散寒。射干味苦，性寒，同入肺经，具有清热解毒、消痰利咽散结之功。《本草纲目》云射干："降实火，利大肠，治疟母……射干能降火。故古方治喉痹咽痛为要药。孙真人千金方，治喉痹有乌翣膏。张仲景金匮玉函方，治咳而上气，喉中作水鸡声，有射干麻黄汤。又治疟母鳖甲煎丸，亦用乌扇烧过。皆取其降厥阳相火也。火降则血散肿消，而痰结自解，癥瘕自除矣。"闫教授言二药合用，相辅相成，寒温合用，具有痰消结散、咽喉通利之功，故而常在临床应用于兼有咽痛无汗者。

6. 桑白皮，地骨皮

桑白皮味甘，性寒，入肺经，功擅清泻肺火、降气平喘，祛气分之邪，《本草纲目》有"肺中有水气及肺火有余者宜之……元医罗天益言其泻肺中伏火而补正气，泻邪所以补正也"。地骨皮味甘，性寒，入肺、肝、肾经，甘寒清润，除清肺降火外，尚能凉血退蒸，除血分之邪。本药对源于宋代钱乙《小儿药证直诀》之泻白散，能气血双清，清泄肺热，止咳平喘[19]。闫教授用于治疗肺热咳嗽，症状为反复发热、咳喘不已、咳吐黄黏痰、舌红苔黄等。值得注意的是，两药的清肺作用，在于泻肺热于内，引热下行，与桑叶、菊花之类清肺透邪外出不同。闫教授经常引吴鞠通所述"若兼一毫外感，即不可用""泻白散不可妄用"等经验，指出本药对不可用于外感病初起，以防引邪入里。

7. 百部，紫苏子

百部味甘苦，性微温，润肺下气止咳，"能利肺气，而润肺温肺，治咳嗽"（《本草分经》）。现代药理研究提示[20]，百部所含的生物碱可降低呼吸中枢兴奋性，抑制咳嗽反射，有很好的镇咳、祛痰、平喘作用，同时对呼吸道多种病原微生物有抑制作用。紫苏子辛温润降，入肺经而能降气消痰、止咳平喘，用于治疗痰壅气逆，咳嗽气喘。两药[21]亦为闫慧敏教授常用之药对，相须而用，化痰利膈、行气宽中，多用于痰湿咳嗽。

8. 干姜，五味子

干姜大辛大热，辛散温通，"专散里寒"（《药品化义》），以辛散温经逐寒为要，既能温肺散寒、化饮止咳，又能温运脾阳、化湿和中、燥湿化饮。五味子，酸涩收敛，性温而润，上敛肺

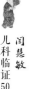

气，下滋肾水，可敛肺止咳，滋肾阴以纳气。现代药理研究，五味子[22]有镇咳、祛痰作用，可以增强支气管上皮细胞功能，增强免疫，还可以改善毛细血管通透性，有抗过敏作用。干姜可以促进血液循环，扩张血管，有抗炎、镇痛、止呕作用。两药[23]合用，可以增强其平喘之功，并有抑制肥大细胞膜脱颗粒的作用。两药相反相成，互制其短，各施其长，利肺气，平喘逆，化痰饮，可防温散伤气，又防病邪留敛，闫教授常同时应用两药，一散一敛，散中有敛而不伤正，敛中有散而不留邪，散敛并行。对寒饮偏重者，适当增加干姜用量，对肺气不足、虚咳多汗者，五味子用量则略大，两药合用治疗小儿寒饮内停、痰白稀黏、腹痛欲呕诸证，疗效显著。

9. 僵蚕，蝉衣

扁桃腺炎，属中医"咽痛、喉蛾、乳蛾"范畴，治疗以祛风清热为主，加祛风开闭之药如僵蚕、蝉衣、蜂房、前胡、射干等。闫教授每遇外感风热而发热、咳嗽、咽痛或乳蛾肿痛者，处方中往往加入僵蚕与蝉衣二药，疗效颇佳。蝉衣甘寒，能散风热、利咽喉。《本草纲目》谓其："主疗皆一切风热证。"僵蚕味咸辛平，能祛除外风，疏散风热，且能化痰散结。《本草求真》谓其："风与热炽，得此辛平之味，拔邪外出，则热自解。"蝉衣与僵蚕，均为虫类之品，配合后相须为用，僵蚕得蝉衣更添其拔风邪外出之功，疗效更佳。

10. 藿香，木香

同为辛温芳香之品的藿香与木香，运脾行脾。藿香味辛芳香，其性微温而不燥热，既散表邪，又化里湿、和中止呕。现代药理研究证实[24]藿香具有促进胃液分泌、增强消化能力、抑制胃肠道痉挛性收缩、解痉抗菌等作用。木香芳香气烈而味厚，性温通行，能畅通脾胃之滞气，健脾消食，行气止痛。现代药理研究[25]证实木香亦有促进消化液分泌、增加胃肠蠕动、保护胃黏膜、促进胃排空的作用。二药合用，芳香醒脾，畅通脾胃气机，运脾开胃，消食化积，尤适用于脾胃不和之纳呆食少，脘腹胀满、疼痛等证。闫教授认为小儿出现不思饮食的情况，病因不外乎内因及外因，病机均出现脾虚失运，湿浊内生，湿邪困脾，则食少纳呆。抓住主要病机，治以运脾健脾之品。藿香芳香醒脾，木香行气，脾胃得以恢复正常的生理功能，脾升胃降，湿浊得化，则饮食正常。二药合用，芳香开胃，醒脾增食。临床中可依据兼夹症进行加减化裁。

11. 白术，茯苓

白术及茯苓均为健脾除湿药，二者常相须配对，是治疗脾虚湿停的常用药对。脾喜燥而恶湿，白术甘苦性温，为"脾脏补气健脾第一要药"，甘以益脾，苦温而又燥湿，功偏健脾燥湿。药理研究表明[26]白术可以抑制胃肠平滑肌的收缩，同时促进胃排空，促进小肠蠕动作用，还能纠正 T 细胞亚群分布紊乱状态，有免疫调节功能。茯苓味甘、淡、平，甘以扶脾，淡以利湿，功善渗湿而益脾，药理研究表明茯苓[27]可以减少胃酸的分泌，可以松弛离体肠肌，茯苓多糖还有增强机体免疫功能的功能，闫教授常用之治疗脾虚湿蕴之倦怠食少、痰饮内聚、腹胀、便溏泄泻之证。二药合用，可增益脾气而又运化水湿，平补平利，一健一渗，使水湿除而脾气健，标本兼治，共奏健脾利湿之效。

12. 半夏，生姜

半夏味辛性温，归脾、胃、肺经，《得配本草》曾称其为"燥湿化痰，开郁止呕之圣药"，具有燥湿化痰、降逆止呕、消痞散结的功效。生姜辛温，入肺、脾、胃经，既能发汗解表，又能温中止呕。二药相用既为相畏，半夏毒性得生姜减弱，又为相须。闫教授经常强调，半夏有微毒，生半夏易对胃肠道黏膜有刺激作用，除用生姜、明矾炮制过的法半夏，多与生姜共用进一步降低半夏之毒副作用，这样既可增强半夏祛痰止呕之功，又能制半夏之毒，多用于痰湿中阻之咳嗽痰多，中焦痞满、胃失和降之恶心、呕吐等。现代药理试验证实，生半夏可以促进胃肠运动，显著抑制胃液中前列腺素 E_2（PGE_2）的分泌，同时可以抑制胃蛋白酶的活性，对胃黏膜有较大损伤，而半夏经姜制后则对胃蛋白酶活性和 PGE_2 含量无明显影响，可以使其毒性降低[28]。仲景《金匮要略》称二者为小半夏汤，亦名生姜半夏汤，云："心下有支饮……小半夏汤主之。"闫教授临床运用颇多，二药相伍，辛开苦降，燥湿化痰，降逆止呕。闫教授将其常用于治疗痰饮呕吐，如急慢性胃炎，恶心，呕吐清水；或急慢性气管炎咳喘，痰白清稀，呕逆恶心，纳呆食少。

13. 山药，芡实

生山药味甘，性平，补脾益气，滋养脾阴，还可补肾气，滋养肾阴。芡实味甘、涩，性平，素有"水中桂圆"之称，可以益肾固精，健脾除湿，收敛止泻。两药均入脾、肾经，现代药理研究表明两药[29, 30]均有增强人体免疫功能的作用，山药可以保护胃肠黏膜，调节胃肠蠕动，还有促进肾脏再生修复的功能，有保护肾脏缺血再灌注损伤的作用，芡实还可改善小肠吸收功能。闫教授多将二药相须而用，以滋补脾肾之气阴，固精收敛，除用之治疗脾肾不足之便溏泄泻，还用之治疗脾肾气阴两虚之肾炎，以及收摄无权，阴精泄漏之蛋白尿。

14. 茜草，白茅根

茜草味苦、性寒，入肝经血分，善走血分，既能凉血止血，又能行血通经化瘀。白茅根味甘、性寒，归肺、胃、膀胱经，善清血分之热，凉血止血，还可清热利尿，利水消肿，生津止渴。现代药理研究证实，两药均有抗炎止血作用，可以缩短凝血时间。白茅根[31]还可以缓解肾小球血管痉挛，增加肾血流量，增加肾小球滤过率，改善肾缺血，而有利尿降压之效果；茜草[32]则还有调节免疫功能的作用。二药配伍，相须而用，具有凉血止血、通经络行血化瘀之功效。闫教授常用之治疗血热妄行或血瘀脉络所致出血，如皮肤紫癜、尿血诸症。

15. 麻黄，连翘

麻黄味辛、微苦，性温，入肺、膀胱经，本品中空而浮，长于升散；连翘味苦、微辛，性寒，入肺、心、小肠经，本品轻清上浮，善走上焦。麻黄、连翘这组对药，来源于《伤寒论》"麻黄连轺赤小豆汤"，原为伤寒瘀热在里而作[33]。麻黄辛温，有透表之力；连翘辛寒入肺，能宣散透热，且可透散营分之郁热。两药相合，外以宣散卫分之风寒，内以清透气分、营分之郁热。闫教授将其应用于儿童肺系疾病中，对于发热、鼻炎、支气管炎、肺炎等疾病，只要病机为表寒外闭、邪热内蕴，均可选用，但需注意药物剂量比例，小量麻黄以开腠理、散表邪，切勿量大致大汗出。此外，在儿童风湿性疾病中，如过敏性紫癜、皮肤型结节性多动脉炎，亦可出现皮肤紫癜、结节等表现，若辨证符合外寒闭塞、内有郁热之征象，闫教授也会选用此对药，体现了"异病同治"的中医思想。

16. 莱菔子，白芥子

莱菔子味辛、甘，性平，入脾、胃、肺经，可消食除胀、降气化痰，用治痰壅咳喘之证兼有食积者。保和丸中用本品治"一切食积"，张锡纯盛赞此药"无论或生或炒，皆能顺气开郁，消胀除满"。白芥子味辛，性温，入肺经，可利气豁痰、通络止痛[34]。本对药源自《韩氏医通》之三子养亲汤，用以利气消食、祛痰止咳。小儿脾常虚，常因饮食不节、喂养不当，导致脾胃不和、饮食积滞，若此时素有痰饮内伏，复感外邪，极易痰升气涌，喘息发作。此类患儿多有发热、口臭、大便秘结、舌苔厚腻等表现。临证时，闫教授常用莱菔子、白芥子二药以化滞豁痰止咳，属脾肺同治之法。

17. 紫苏子，紫苏梗

紫苏子味辛，性温，入肺经，善于降气消痰，止咳平喘。《本经逢原》指出"诸香皆燥，惟苏子独润，为虚劳咳嗽之专药，性能下气，故胸膈不利者宜之"。苏梗，味辛，性微温，入肺、脾经，可宽中理气，用治食积、痰饮阻滞胸膈，痞闷不舒。闫教授认为，紫苏子是小儿喘息急性发作时的必用之药，部分肺炎反复发作的患儿，平素痰饮留伏于肺，遇感而发，阻滞气道，痰气交阻，痰随气升，肺气上逆，故见喘息、痰鸣，此时应肃肺降气、化痰平喘。脾为生痰之源，配以苏梗健脾宽中理气。两药相伍，一降一散，既清化痰之源，又理储痰之器，可增强下气平喘、利气宽膈、化痰止咳之效，临床多用于咳喘痰多、胸脘痞满、不思饮食、舌苔厚腻者。

18. 杏仁，桃仁

杏仁味苦，性微温，入肺、大肠经，气分药，上能降肺气、疏利开通而止咳平喘，下能降气润肠而通利大便。正如《本草求真》云"杏仁，既有发散风寒之能，复有下气除喘之力，缘辛则散邪，苦则下气，润则通秘，温则宣滞行痰"；《本草便读》载"功专降气，气降则痰消嗽止，能润大肠，故大肠气闭者可用之"。杏仁苦降润泄，兼辛宣疏散，善破壅降逆，疏利开通，并可降气定喘，宣肺止咳，润肠通便。桃仁味苦甘、性平，富含油脂，入心、肝、大肠经，血分药，善破血行瘀、润燥滑肠，兼能止咳平喘。二者合用，相得益彰，可使行气活血、消肿止痛、润肠通便之力增强。在临床上还可用于肺失宣肃之咳嗽气喘。如《圣济总录》双仁丸以二药各半两，行气活血，治上气喘。杏仁理气止咳，桃仁活血止咳，二者一入气分，一入血分，合用时既有降气活血之功，又有止咳平喘之力，这是治疗咳嗽哮喘时常用药对。闫教授常将其用于儿童肺炎极期，症见咳喘气逆、口唇发绀、大便干结、舌质暗等。其作用有三：降气止咳平喘，以改善症状；活血化瘀，以改善肺络瘀滞；润肠通便，以通腑祛邪。本组药对于肺炎极期应用，效果尤著。

19. 杏仁，葶苈子

杏仁与葶苈子均属止咳平喘药，前者降肺气兼宣肺之功而达止咳平喘，后者泻肺清热、平喘咳，两者合用，为治咳喘之重要配对。再者，肺主行水，通调水道。肺失宣降，水道不利，水停于中，泛溢于外，则水肿腹胀。杏仁宣降肺气，葶苈子泻肺行水，两药合用，则水道通调，腹水、水肿可消，临床用于痰涎壅盛之咳嗽气喘、水肿腹水。如《圣济总录》葶苈丸以二药为末，治水肿腹水。闫教授强调葶苈子不能使用时间过久，应中病即止，以防伤及正气。

20. 葶苈子，干姜

葶苈子味辛、苦，性大寒，入肺、膀胱经，善泻肺中水饮及痰火而平咳喘，又泻肺气之壅闭，通调水道，利水消肿。现代药理学研究证实[35]，葶苈子中所含的芥子苷、G-谷甾醇具有镇咳祛痰、平喘、缓解支气管痉挛、舒张支气管平滑肌的作用，葶苈子的提取物还具有强心、利尿作用[36]。干姜味辛，性热，入脾、胃、肾、心、肺经，上能温肺散寒以化饮，中能温脾运水以绝痰，为寒饮咳喘之良药。儿童肺炎重症，除气高声粗、痰鸣气促外，还可见到鼻翼翕动、张口抬肩、四肢不温、口唇发绀、舌质淡暗等危重证候[37]。此时应急则治标，用药更应准稳，闫教授遣方时常配伍葶苈子、干姜。葶苈子泻肺降气、祛痰平喘，势大力沉，能够迅速起效，抢占治疗先机，闫教授谓其有强心之功，常应用于重症心肺疾病中。重症患儿肺气耗损，正气亏虚，中阳不振，可见厥证、脱证，加用干姜，既可温中散寒、回阳通脉，又可温肺化饮，与葶苈子相合，寒温并济，以期力挽狂澜，使病情转危为安。

21. 杏仁，火麻仁

杏仁质润性濡，既能宣降肺气，又善润肠通便，气顺肠润则舟行。火麻仁甘平，入脾、胃、大肠经，质润多脂，滋脾润燥，生津通便。肺与大肠相表里，功能上相通，病理上相互影响。杏仁一可降气，肺气降则腹气自降，气行则舟行；二可润燥，能润濡肠燥，津足则肠润，液足则舟行。火麻仁质润多脂，滋脾润燥，生津通便。杏仁与火麻仁配伍，宣降肺气，润肠通便，故二者合用可谓气血双调，能增强通便之力，可用于治疗肠燥便秘，腑气不通，传导失宣，大便秘结。如治疗肠燥津枯、大便秘结的常用方麻子仁丸中便有此药对。

22. 桃仁，麻仁

桃仁入心、肝、大肠经，具有活血祛瘀、润肠通便的作用。现代药理研究表明桃仁中含有不饱和脂肪酸，能够提高肠道的润滑性而使大便易于排出。火麻仁归脾、胃、大肠经，能润肠通便。《药品化义》曰："麻仁，能润肠，体润能去燥，专利大肠气结便闭。"临床中经常有一些患儿长期便秘，有便意但强努不出，每次必须使用泻药或者开塞露方可排便。闫教授认为此类顽固性便秘，为患儿大肠络脉瘀滞不通，津液不布，肠燥津亏，故大便坚涩不出，具有"瘀""虚""燥"的病理特点，故治疗要针对其病理特点，治以活血润燥通络、健脾运化津液为法，常用桃仁与火麻仁配伍，既可破肠络之瘀滞，又可润大肠之血燥，共奏辛润通络之功。

23. 旋覆花，赭石

旋覆花质轻，能升散辛散，独功善下降，有降气化痰止咳与降逆止呕的作用，故有"诸花皆升而旋覆独降"的药性口诀，临床中咳痰多、胸膈痞满、噫气呕吐为其主治。赭石味苦，性寒，质重，重坠镇肝潜阳，降逆平冲，善于降摄肺胃上逆之气，从而降气化痰止喘息，降胃气止噫气、呕吐、呃逆。与旋覆花相配，属相使之用，配伍十分巧妙。旋覆花虽轻，但有"独降"之名，具消痰利水、降气平喘之能。二者共用首见仲景《伤寒论》旋覆代赭汤，治伤寒发汗，若吐若下后，心下痞硬，噫气不除者。旋覆花宣散降气，赭石清降止逆，两药宣降相宜，降

闫慧敏
儿科临证50年心得录

逆止呕效著。闫教授指出赭石味苦性寒为重镇之品，为保护小儿脾胃之气，故用量稍小为臣药，用药时间不宜太久，中病即止。从此可见，闫教授顾护脾胃的学术思想贯穿于诊疗始终。

24. 柴胡，白芷

柴胡味辛、苦，性微寒，入肝、胆、肺经，疏散退热，长于疏解半表半里之邪；白芷味辛，性温，入胃、大肠、肺经，解表散寒，芳香走窜上达，宣通鼻窍[38]，《本草汇言》载"白芷遍通肌肤以至毛窍，而利泄邪气"。本药对，闫教授多运用于肺炎中后期咳嗽频作时。此类咳嗽，当用轻清之品，少少散之。闫教授认为，柴胡既轻清升散，又能疏泄，实为治疗气机郁滞所致慢性咳嗽的要药。同时，部分恢复期患儿易于外感，常伴鼻塞、流涕或伴鼻、眼、咽喉瘙痒等表现。两药合用，既和解少阳，畅通气机，又能疏散太阳表邪，宣通利窍，祛皮肤游走之风，可有效解决肺炎恢复期复感外邪的问题。

25. 枳壳，桔梗

枳壳味苦、辛、酸，性微寒，入脾、胃经，功能理气宽中、行滞消胀。桔梗味苦、辛，性平，入肺经，功能开宣肺气、祛痰排脓。此对药源于明代孙一奎《赤水玄珠》中的活人桔梗枳壳汤。闫教授常在儿童肺炎恢复期出现肺脾气虚表现时加入此药对。这类患儿往往咳嗽时间较长，伴胸闷腹胀，有痰不易或不会咳出，或有大便不爽、舌苔厚腻等表现。闫教授认为，枳壳偏于降气，桔梗长于升提，升降结合，则开胸顺气之力强，且顺应脾胃气机升降之势。本药对可调畅一身气机，祛痰消滞，促进肺炎恢复。

26. 沙参，麦冬

沙参味甘、微苦，性微寒，入肺、胃经，可养阴清肺、益胃生津。《本草从新》曰沙参："专补肺阴，清肺火，治久咳肺痿。"麦冬性味同沙参，入肺、胃、心经，既能养肺胃之阴而生津润燥，又能清心火而除烦热。《名医别录》曰麦冬："主疗虚劳客热，口干燥渴……定肺气，安五脏。"沙参、麦冬这一药对出自《温病条辨》，是吴鞠通为治疗温病后期燥伤肺胃阴分而创立。现代中医学者亦多用于肺炎、支气管炎之阴虚肺热证[39]，症见低热盗汗、干咳少痰、舌红少津、舌苔花剥等。闫教授认为肺为娇脏，喜润而恶燥，久咳易耗肺津、伤肺阴，肺炎恢复期若未见大便溏、舌苔腻等表现，均可加沙参、麦冬，以润肺养阴。

27. 鲜芦根，鲜茅根

鲜芦根味甘，性寒，入肺、胃经，可清热泻火，生津止渴，除烦利尿，甘寒不滋腻，生津不恋邪，长于清肺胃热、生津透表，因清肺祛痰排脓，亦为肺痈所常用。鲜茅根味甘，性寒，入肺、胃、膀胱经，本为凉血清热利尿之品，《本草正义》又言其"清泄肺胃，尤有专长"。两药相伍，清里透表，气血两清，能清热而无伤阴之弊，兼止胃热呕逆。本药对亦为近代名医孔伯华所喜用[40]。闫教授常用于肺胃热甚者，患儿症见发热烦渴、咳喘、吐逆、神躁不安、小便赤热等。若配以葛根，简称"三根汤"，可用于儿童外感发热，药简力宏，清热生津护阴，祛邪不伤正气，顾护小儿稚阴稚阳之体。

28. 牛膝，大黄

对于便秘，大便燥结之证，常予牛膝配熟大黄，以通腑调肠。大黄，味苦，性寒，归脾、胃、大肠、肝、心包经，可泻下攻积、泻火解毒、荡涤肠胃。因其泻下力强，作用峻烈，而小儿脾气常虚，不耐峻攻，故对于小儿便秘，常用药力缓和之熟大黄，熟大黄的泻下作用则明显弱于生大黄。现代药理研究已经证实，大黄[41]可以兴奋肠道平滑肌上的 M 受体，具有胆碱样作用，可以使肠蠕动增加，而促进排便。而牛膝味苦、甘、酸，性平，归肝、肾经，善于活血痛经，性专下行，又可补益肝肾。药理研究提示，牛膝可以抗炎消肿[42]，还有抑制大肠埃希氏菌的细菌黏附的作用，可以调节肠道微生态。闫教授常用之与熟大黄相配，引药下行，既能下利通腑泄热，又不伤脾肾正气，相辅相成，而达到药效。

29. 白前，前胡

白前味辛、苦，性微温而不燥烈，归肺经，长于降气消痰以平咳喘。其药理研究提示[43]，其有较强的镇咳、祛痰作用，"白前专主肺家，为治咳嗽降气之要药"（《本草正义》）。前胡[44]味苦、辛，性微寒，归肺经，可疏散风热，宣发肺气，"性阴而降，功专下气"（《本草备要》），降气化痰止咳。药理研究证实，前胡有较强的祛痰平喘作用，还可以改善血液流变学，改善肺脏的血循环，促进炎症吸收。两药同归肺经，寒温并用，白前祛痰止咳之力强，前胡兼能疏散风热。两药相须为用，降中有宣，使肺部气机通畅，化痰止咳效果显著。闫教授认为该药对性味平和，无论寒证热证、新感旧疾，均可用之。若遇患儿肺炎阵咳不已，皆随证用之。

30. 黄连，半夏

黄连味苦，性寒，归脾、胃、心、胆、大肠经，长于清热解毒燥湿，和胃止呕，尤善于清中焦湿热。法半夏辛温，归脾、胃、肺经，具燥湿化痰、消痞散结、降逆止呕的功效。二药合用，取黄连苦寒之性，以清中焦痰湿所蕴生之热，半夏辛温可消痰湿壅结，寒热并施，既防苦寒过施、清热太过而妨碍祛湿，又防辛温燥湿而碍于清热，共奏泄中焦之热、和中降逆、开胸除痞之效。两药的药理研究显示，制半夏[45]通过激活迷走神经的传出活动而起到镇吐作用，同时减少胃液分泌，保护胃黏膜，降低游离胃酸的酸度，促进胃黏膜的修复；而黄连[46]主要具有广谱抗生素的作用，并具有抗内毒素及免疫调节的作用。闫教授常用之治疗患儿咳痰黏稠、呕逆欲吐、心下痞闷、胸脘胀满之症，或伴肠鸣泄泻之寒热互结，中焦气机不利或痰热蕴结、湿热之邪阻滞中焦等多种病证。

31. 远志，石菖蒲

《本草分经》云："石菖蒲辛苦温香而散，开心孔利九窍，去湿除风，消痰积治惊痫，疗热闭胸膈。"石菖蒲归心、胃经，开窍益智，化湿和中。远志味辛、苦，性温，入肺、心经，具安神益智、去痰开窍之能，多用于心血不足，心肾不交或痰涎壅滞，故而扰乱心神，从而出现心悸怔忡、失眠健忘等症，或痰蒙心窍所致的神志不清、痴呆等症，亦可用于疗咳嗽痰多者。石菖蒲与远志相合，属相须为用。《千金要方》曾将二药与龟甲、龙骨制方，名孔圣枕中丹，治疗心血虚弱、精神恍惚、心神不安、健忘失眠等症。《医学心悟》安神定志丸亦以二药相伍等，治惊恐不安、睡眠不宁者。闫教授临证处方时，常用远志与石菖蒲配伍治疗夜寐不安。

32. 桑螵蛸, 海螵蛸

桑螵蛸首载于《神农本草经》, 被列为上品药, 味咸、甘, 气平, 入足少阴肾、足太阳膀胱、足厥阴肝经, 咸可入肾, 甘可补益。《本经逢原》云：“桑螵蛸, 肝肾命门药也, 功专收涩。”桑螵蛸得桑木之津液, 禀秋金之阳气, 善滋肾助阳, 固精缩尿。海螵蛸生于海水中, 禀水中之阴气, 能收敛止血、止泻、固精。二药伍用, 一阴一阳, 阴阳相合, 补肾助阳, 收敛缩尿之力增强, 用于治疗下元不固、小便频数, 或失禁、小儿遗尿等症, 临床治疗遗尿效果显著。基于遗尿与五脏密切相关, 非独肾之一脏的中医观点, 再结合小儿心肝常有余、肺脾肾常不足的生理病理特点。闫教授针对遗尿症患儿睡中不易唤醒的临床特点, 治疗时功专交通心肾、安神止遗, 临床加用石菖蒲、远志、茯苓、人参等益心定志, 既能补肾益精、涩精止遗, 又能补养心神, 从而起到调补心肾、交通上下、收敛固涩的作用。闫教授治疗小儿遗尿, 不仅可以温补下元、固摄膀胱以治本, 兼可补脾肺气、清心火、疏肝气以治标。诸药合用, 标本兼治, 下元得固, 清窍得开, 则遗尿自止。

闫教授善于应用药对, 其所用药对, 或相须而用, 相辅相成, 增其疗效, 相得益彰; 也有寒温共用, 升降相宜, 敛散共调, 相反相成, 防其偏盛, 相互制约, 趋利避害。闫教授常常在组方中, 应用一个或多个药对, 搭配巧妙, 疗效明显。

闫教授诊治病人众多, 病种繁杂, 临证时, 首先辨病, 然后辨证, 四诊合参, 谨守扶正祛邪之法则, 遣方用药灵活独到, 不拘于一方一药, 遵循儿童生长发育规律及病症特点, 紧扣相关病因病机，辨证论治，以补虚泻实、标本兼顾为治疗原则，通过药对的应用，恪守病机，知常达变，常获良效。

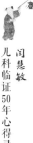

第四章

专病论治

第一节 肺系疾病

一、肺炎喘嗽（肺炎）

小儿肺炎是儿童最常见的下气道疾病，临床以发热、咳嗽、喘息为主要表现，严重者可见呼吸困难、张口抬肩、三凹征阳性、口唇紫绀等，是威胁儿童，特别是威胁婴幼儿生命健康的严重呼吸道疾病。小儿肺炎属于中医学"肺炎喘嗽"范围。闫慧敏教授在临床中，善于应用中药改善肺炎喘嗽的各种症状，效如桴鼓。[47-48]

1. 病机撷要

（1）外感风邪，正气不足，肺失宣肃

闫慧敏教授总结小儿肺炎喘嗽的两大病因。一是感受外邪，二是正气不足，肺失清肃。两者往往同时存在，共同促进病情进展。秋冬季节是小儿肺炎喘嗽的高发季节，往往因为气候寒冷，风邪夹寒或夹热或夹湿，侵入机体。同时，小儿脏腑娇嫩，正气不足，抵御外邪、风邪的能力下降，腠理疏松，导致邪气入里。外感风邪，首犯肺卫，引起肺清肃无权，气机失调，肺气上逆，发为咳喘。因此，肺炎喘嗽的病变部位，以肺为中心。外邪入侵，正气不足，肺失宣肃为其主要病机。

（2）宣肺化痰，止咳平喘，分期辨证论治

闫慧敏教授指出，小儿肺炎喘嗽，非独肺一脏病变，随着病情进展，可以出现其他脏腑的功能紊乱。如肺气闭郁，气行不畅，血行涩滞，气滞血瘀，导致心失所养，进一步引起心气亏虚，心阳不足，心力衰竭；肺气郁闭，脾失健运，胃失和降，可见食欲下降、恶心、呕吐，进一步导致土不培金，肺失所养，加重病情；肺与大肠相表里，肺脏受邪，大肠运导无力，可出现便秘、腹胀，一方面不利于咳喘等症状缓解，另一方面还有可能加重病情。肺炎喘嗽的恢复期，常常以迁延咳嗽、反复低热、汗出、躁扰不宁等为特点，多与肺气不足、营卫虚弱有关，此时的治疗更可以发挥中医特色，予以益气养阴、培土生金，促进病情康复、缩短病程，强调分期辨证论治。

2.闫慧敏教授治疗肺炎喘嗽经验

闫慧敏教授临证中针对肺炎喘嗽的治疗，以宣肺化痰、止咳平喘为主法，常分期治疗。本病早期以风寒郁肺证和风热郁肺证为多见，中期多为痰热蕴肺证，极期可见毒热闭肺证，恢复期可表现为阴虚肺热证和肺脾气虚证。

（1）风寒郁肺

风寒之邪由皮毛而入，先犯肺卫，肺失肃降，肺气上逆，发为咳喘；寒邪阻滞卫阳，阳气不能敷布周身；肺气郁闭，水液输布失司，凝结成痰。患儿可见恶寒发热，头身疼痛，无汗，鼻塞流清涕，咳嗽，气喘鼻扇，痰稀白易咳，小便清，舌淡红，苔薄白，脉浮紧，指纹浮红。闫慧敏教授治疗风寒郁肺证予以辛温宣肺、止咳平喘，常用麻黄、苦杏仁、苏叶等，若周身疼痛，可加用苍术化湿止痛。

（2）风热郁肺

风热之邪外侵，肺气郁闭，肺失宣肃，故可见发热咳嗽；邪闭肺络，水液运化无权，故聚而成痰。患儿可见发热恶风，头痛有汗，鼻塞流黄涕，咳嗽，气喘，咳黄痰，咽红肿，口渴欲饮，烦躁不安，舌质红，苔薄黄，脉浮数，指纹浮紫。治疗上闫慧敏教授主张以辛凉宣肺、清热化痰为主，常用金银花、连翘、牛蒡子、大青叶、前胡、款冬花、浙贝母、芦根、黄芩等。

（3）痰热蕴肺

痰热胶结，闭阻于肺故发为本病。患儿常表现为发热，咳嗽，咳痰黄稠或喉间痰鸣，气急喘促，鼻翼扇动，声高息涌，呼吸困难，口渴欲饮，纳呆，便秘，小便黄少，烦躁不安，舌质红，苔黄腻，脉滑数，指纹紫滞。闫慧敏教授常予清热涤痰、开肺定喘，常用生石膏、苦杏仁、葶苈子、紫苏子、桑白皮、黄芩、莱菔子等。

（4）毒热闭肺

患儿表现危重，毒热郁闭于肺，以壮热不退、咳嗽剧烈、痰黄稠难咳或痰中带血、气急喘促、喘憋、呼吸困难、烦躁不宁或嗜睡，甚至神昏谵语，舌红少津，苔黄腻或黄燥，脉洪数，指纹紫滞为特点，为本病危重证候。闫慧敏教授主张予以清热解毒、泻肺开闭，常用黄芩、栀子、石膏、玄参等。

（5）阴虚肺热

小儿肺脏娇嫩，久病伤阴，患儿常表现为干咳，低热，手足心热，咳痰带血，形体消瘦，盗汗，便秘，小便黄少，病程迁延，舌红少津，苔少或花剥，脉细数，指纹淡红。闫慧敏教授予以补益肺气、健脾化痰，常予太子参、白术、茯苓、炙黄芪、防风等。

（6）肺脾气虚

患儿感受外邪易累及于脾，导致病情迁延不愈，可见久咳、咳痰无力，痰稀白易咳，气短，乏力，面色少华，神疲乏力，舌质淡红，舌体胖嫩，苔薄白，脉无力或细弱，指纹淡。闫慧敏教授常予养阴清肺、润肺止咳，常用沙参、麦冬、玉竹、地骨皮、川贝母等。

3. 验案拾萃

验案1

患儿，男，10 岁。初诊日期：2018-7-17。

主诉：发热伴咳嗽 7 天。

现病史：就诊前 7 天受凉后出现发热，病初体温低热，逐渐发展为高热，体温最高 39℃，伴恶风、咳嗽、阵咳、有痰、流涕、鼻塞、口臭、食欲欠佳、大便干、白天明显，抗生素及小儿肺热咳喘口服液效果欠佳。

四诊摘要：发热伴咳嗽 7 天，稍胸闷，呼吸稍促，三凹征可疑，面色少华，口周稍青，咽充血，扁桃体Ⅱ度肿大，双肺可及散在小水泡音，心律齐，心音有力，腹稍胀，双下肢不肿，舌红苔白厚，脉滑数。

辅助检查：血常规示白细胞 15×10^9/L，中性粒细胞百分率 76%，淋巴细胞百分率 20%，C 反应蛋白 34mg/L；肺炎支原体抗体 1：320；胸片示右肺中下野可见斑片影。

中医诊断：肺炎喘嗽（痰热蕴肺，中焦积滞）。

西医诊断：支原体肺炎。

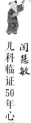

闫慧敏
儿科临证
50年心得录

辨证分析：本患儿平素饮食积滞，郁而化热，调护不周，外感风邪，侵犯肺卫，肺失宣降，清肃之令不行，致肺被邪束，闭郁不宣，化热烁津，炼液成痰，阻于气道，肃降无权，从而出现咳嗽、咳痰、发热等痰热蕴肺、肺气郁闭证候，发为肺炎喘嗽。

治则：清宣肺热，化痰止咳。

处方：炙麻黄4.5g，杏仁6g，生石膏15g，黄芩9g，瓜蒌15g，紫苏子6g，紫苏梗9g，莱菔子9g，白芥子3g，白前9g，炙百部9g，芦根15g。

二诊日期：2018-07-31。

患儿胸闷缓解，仍阵咳，少痰，夜间咳嗽，家长诉摸其额头偏热，夜间明显，测体温正常，汗多，喜饮水，食欲增加，口臭减轻，大便稍干。肺部啰音明显减少，舌尖红苔薄白，脉细数。

经过初诊治疗，患儿体温正常，肺中痰热缓解，但正气耗伤，肺阴不足，余热未清，调整处方：沙参9g，麦冬9g，桑叶9g，瓜蒌9g，麻黄根9g，煅牡蛎15g，前胡9g，白前9g，钩藤9g，僵蚕9g。

按语：患儿初诊以痰、热等实邪为主，故应用麻杏石甘汤为基础，配以黄芩、瓜蒌、芦根清宣肺热，化痰止咳。同时加用紫苏子、紫苏梗一降一散，既清化痰之源，又理储痰之器，加用莱菔子、白芥子降气化痰、消食导滞；加用白前、炙百部，增加止咳化痰之力。

经过初诊治疗，患儿肺中痰热缓解，但正气耗伤，肺阴不足，故二诊以沙参麦冬汤为基础，加用麻黄根敛肺止汗，钩藤、僵蚕止咳解痉，最终实现祛邪扶正、病情缓解之功。

验案 2

患儿，男，8 岁。初诊日期：2021-12-19。

主诉：发热伴咳嗽 4 天。

现病史：患儿 4 天前无明显诱因出现发热，低热为主，伴干咳，稍有鼻塞，就诊于当地医院，给予口服阿奇霉素片、小儿豉翘清热颗粒等治疗后，患儿发热较前加重，体温最高 40℃，咳嗽、鼻塞流涕加重。2 天前当地医院给予阿奇霉素静滴。今日仍高热，伴咳嗽咳痰，自觉胸闷，无明显喘息。近期患儿食欲差，精神状态较差，大便干，小便色黄。

四诊摘要：发热，咳嗽，气急鼻扇，面赤，泛吐痰涎，自觉胸闷，精神反应弱，呼吸促，左肺可闻及少许湿啰音，舌红，苔黄腻，脉滑数。

辅助检查：血常规提示白细胞 $3.46×10^9$/L，中性粒细胞百分率 56.6%，淋巴细胞百分率 39.6%，C 反应蛋白 117mg/L；胸部 CT 示双肺片絮状高密度病灶、双侧胸腔积液。

中医诊断：肺炎喘嗽（痰热闭肺证）。

西医诊断：肺炎。

辨证分析：感受风热之邪，入里化热，闭阻于肺，肺失于宣降，灼伤肺津，痰热胶结，则致发热咳嗽、气急鼻扇。痰堵胸宇，胃失和降，则见胸闷，泛吐痰涎。肺热壅盛，则见面赤。舌红、苔黄腻、脉滑数，皆为痰热内盛之象。

治则：清宣肺热，化痰止咳。

处方：麻黄 3g，苦杏仁 6g，生石膏 15g，甘草 6g，紫苏子 9g，葶苈子 6g，鲜芦根 30g，冬瓜子 9g，瓜蒌 9g，天竺黄 9g。

3 剂，水煎服，一日两次，一次 150mL。

注意清淡饮食，保持气道通畅，咳嗽剧烈时可轻拍患儿背部，注意监测体温、呼吸、心率等生命体征。

按语： 本方以治疗肺炎喘嗽的经典方剂麻杏石甘汤为主方，麻黄辛温、归肺、膀胱经，善宣通肺气以宣肺平喘止咳，石膏清泄肺热以生津、辛散解肌以透邪。二药一辛温、一辛寒；一以宣肺为主，一以清肺为主；且都能透邪于外，合用相反之中寓有相辅之意。杏仁既可宣肺气，又善降肺气，从而达到止咳平喘的作用，为治咳喘之要药。方中紫苏子、葶苈子清热泻肺、止咳平喘。鲜芦根清热生津、除烦止呕。冬瓜子甘寒，归肺、小肠经，取其清肺化痰、利湿排脓之意。瓜蒌寒凉滑润，具有清热涤痰、宽胸散结、润燥滑肠的功效。患儿精神反应弱，加用天竺黄清热化痰的同时，宁心定惊、开窍醒神。诸药合参，共奏清热涤痰、开肺定喘之效。

二诊日期：2021-12-22。

患儿热峰下降，体温最高 38℃，咳嗽减轻，咳黄痰量多，不喘，无气急鼻扇现象，精神反应较前好转。舌红，苔薄黄，脉滑数。

辨证分析：上方去葶苈子、天竺黄，加地骨皮 9g，桑白皮 9g。桑白皮、地骨皮两药配伍，源于钱乙《小儿药证直诀》中的泻白散，具有清脏腑热、清泻肺热、止咳平喘的作用。《景岳全书》用以治肺火、大肠火、喘急之证。其中桑白皮甘寒，归肺经，入肺中气分，既善泻肺热、泻肺中水气而止咳平喘，为治肺热咳喘所常用，又可清降肺气、通调水道而利水消肿。地骨皮甘寒，归肺、肝、肾三经，甘寒清润而入血分，善清泄肺热、除肺中郁火，治肺热咳喘，地骨皮以清血分之邪为要。两药配伍，气血双清，既可清泻肺热、肺火、肺气，又可祛痰平喘。

处方：麻黄 3g，苦杏仁 6g，生石膏 15g，甘草 6g，紫苏子 9g，鲜芦根 30g，冬瓜子 9g，瓜蒌 9g，桑白皮 9g，地骨皮 9g。3 剂，水煎服，一日两次，一次 150mL。

三诊日期：2021-12-25。

患儿体温正常，咳嗽、咳痰减轻，精神、食欲较前好转，无胸闷憋气。舌微红，苔微黄，脉弦细。病邪渐退，肺内尚有余热。治疗仍以清肺化痰，少佐止咳养阴和中治法。

处方：麻黄 3g，苦杏仁 6g，甘草 6g，鲜芦根 30g，白茅根 15g，枇杷叶 9g，连翘 9g，陈皮 9g，川贝母 9g，谷芽 9g。3 剂，水煎服，一日两次，一次 150mL。

按语：患儿发热、咳嗽、气急鼻扇、面赤，初期表现为痰热内盛之象，故早期以清热涤痰、开肺定喘为主。后期加用养阴和中药物而收效。急性期以治标为主，以清热宣肺、化痰平喘为基本法则，以开肺恢复肺气宣发肃降功能为要务，宣肃如常则咳喘自平。肺与大肠相表里，高热时可适当加用通下润肠药物以通腑泄热。后期病机以正虚或邪恋为主，治以扶正养阴的同时，兼清解余热。若出现变证或重症，宜采用中西医结合治疗方法，随证施治，往往可以取得较好的疗效。

验案 3

患儿，男，2 岁。初诊日期：2021-12-19。

主诉：间断咳嗽 1 个月，发热 3 天。

现病史：患儿 1 个月前因食用海鲜，出现阵发性干咳，就

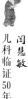

闫慧敏

儿科临证
50年心得录

诊于当地医院，给予孟鲁司特、阿奇霉素等口服3天后，咳嗽减轻。5天前，患儿受凉后咳嗽加重。3天前，出现发热，体温最高38℃，伴鼻塞流涕，咳嗽较重，夜间为主，就诊于当地医院，拍胸片提示支气管炎，给予小儿肺热咳喘、阿奇霉素口服等治疗。1天前，患儿仍发热，怕冷，咳嗽，咳黄痰，伴喘息，来院就诊。近期患儿纳食欠佳，大便干，小便黄。

四诊摘要：发热，恶寒无汗，咳嗽，咳痰色黄、黏稠，喘息、流清涕、面色红，大便干，小便黄赤，舌红，苔黄腻，脉滑数。

辅助检查：血常规示白细胞 $5.1×10^9$/L，血红蛋白126g/L，中性粒细胞绝对值 $3.01×10^9$/L，C反应蛋白11.2mg/L；复查胸片提示左下肺片状阴影。

中医诊断：肺炎喘嗽，哮喘（外寒内热）。

西医诊断：喘息性支气管肺炎。

辨证分析：患儿素体痰热内蕴，外寒引动体内伏痰，痰气搏结，故见喘息气急、咳嗽。怕冷、无汗、鼻塞流涕为外寒之症。咳痰色黄、小便黄赤、大便干，为内有痰热之症。舌红，苔黄腻，脉滑数为痰热内蕴之象。

治则：清热化痰，宣肺止咳。

处方：麻黄3g，白果6g，款冬花6g，半夏6g，桑白皮6g，紫苏子6g，甘草3g，苦杏仁6g，黄芩6g，陈皮6g，茯苓6g，荆芥穗3g。3剂，水煎服，一日两次。

按语：本患儿因素体多痰，又感风寒，肺气壅闭不得宣降，郁而化热所致。症见喘息咳嗽，痰多色黄，质稠不易咳出等。治宜宣肺降气、止咳平喘、清热祛痰。方用麻黄宣肺散邪以平喘，白果敛肺定喘而祛痰，共为君药，一散一收，既可加强平喘之功，又可防麻黄耗散肺气。苏子、杏仁、半夏、款冬花降气平喘，止咳祛痰，共为臣药。桑白皮、黄芩清泄肺热，止咳平喘，茯苓入肺、脾经，具有渗湿利水、健脾和胃之效，陈皮味辛苦，性温，具有温胃散寒、理气健脾的功效，荆芥穗祛风解表，共为佐药。甘草调和诸药为使。诸药合用，使肺气宣降，痰热得清，风寒得解，则喘咳痰多诸症自除。

二诊日期：2021-12-22。

患儿体温正常，仍阵发性咳嗽，咳黄痰，无喘息，大便正常，舌淡红，苔薄黄，脉滑数。患儿风寒表证已解，仍有痰热蕴肺、肺热灼伤津液、阴分不足之表现，故去除解表散寒之品，加用养肺阴生津之药物。

处方：杏仁6g，白果6g，紫菀6g，半夏6g，桑白皮10g，地骨皮10g，紫苏子6g，黄芩3g，浙贝母6g，芦根10g，焦山楂10g。5剂，水煎服，一日两次。

按语：哮喘的发病，内因责之于肺、脾、肾的不足，痰饮内伏，以及先天禀赋遗传因素，成为哮喘的夙根。感受外邪、接触异物、饮食不慎及劳倦过度等，是哮喘的诱发因素。闫教授认为，本次发病因受凉感染诱发，触动伏痰，痰随气升，气因痰阻，相互搏结，阻塞气道，宣降失常，气逆而上所致。急性发作时，治则同肺炎喘嗽急性期，病机以邪实为主，当攻邪治其标，分辨寒热虚实而随证施治。待感染控制、喘息平复，缓解期当以扶正治其本，以补肺固表、补脾益肾为主，调整脏腑功能，去除生痰之因。

二、久咳（闭塞性细支气管炎）

1. 病机挈要

闭塞性细支气管炎（bronchiolitis obliterans，BO）是细支气管炎性损伤所致的慢性气流阻塞综合征，多继发于严重的下呼吸道感染，病理改变以小气道损毁后继发形成瘢痕或者小气道腔内肉芽栓塞为其组织学特征。其常见并发症之一为支气管扩张，最终可形成阻塞性肺疾病，预后较差。近年来临床报道逐渐增多，临床治疗颇为棘手。现代医学治疗多以长期口服小剂量大环内酯类抗生素，并配合口服小剂量糖皮质激素为主要疗法，但临床疗效并不满意，尤其在改善痰阻气道的症状上，前述治疗用药效果不明显。故患儿家长多求助于中医治疗，以期改善症状，提高疗效[49]。

BO的临床病程长，往往持续6周以上，表现轻重不一，多表现为持续的咳嗽、喘息、呼吸急促，甚至呼吸困难，对运动耐受力差，多肺部体征明显，可闻及喘鸣音和湿啰音，并易反复的发生呼吸道感染，且感染又可以进一步加重病情。根据其咳喘的特征表现，本病可归属于中医的"久咳""肺胀""咳喘""喘病""马脾风"等疾病范畴中。如《诸病源候论·久咳逆上气候》中即有记载"久咳逆气……定后复发，连滞经久也"。闫教授认为，这些以久咳、反复咳喘为表现的呼吸道疾病自古有之，BO并非是新的病种，而是在现代医学影像学、检测学发展的基础上，对疾病进一步的认识。在治疗上，闫教授则以开闭涤痰通络为核心，扶正祛邪兼顾，以缓解患儿咳喘症状。

2.闫慧敏教授治疗久咳经验

（1）开肺通闭，涤痰通络，肺、脾、肾三脏同治

闫教授认为，BO多为患儿素体脾肾不足，肺气亏虚，又外感六淫疫疠之邪，外邪犯肺，本虚标实，病位在肺，病程长，病久正气亏虚，累及他脏，至五脏失和，而以肺、脾、肾三脏受累为主。BO主要表现以咳嗽喘憋为主，其总病机主要为外邪袭肺，化热入里，火热犯肺，煎津生痰，痰浊瘀肺，肺窍失于宣降，致肺气闭郁、肺络塞滞不通，或痰饮闭肺，病证虚实夹杂，寒热错杂，临床表现重，治疗较为困难。治疗总则为开肺通闭、涤痰化饮、活血通络，以肺、脾、肾三脏同治，扶正祛邪，调和气血，辛开苦降，化瘀通滞。

（2）扶正祛邪兼顾，分期辨证施治

BO多从急性咳喘、急性重症的下呼吸道感染逐渐演变而来，在其病变发展的不同时期，其临床表现不同，病机亦不同，治疗用药亦有所不同，应分期辨证施治。

急性发作期：疾病初起，外邪入里化热，致风热闭肺、痰热闭肺或毒热闭肺，多表现为发热、咳嗽、喘憋气促、痰黄黏稠、便干尿黄之症，为肺热壅盛、煎熬津液、肺失宣降、肺气闭阻之象。治疗以治肺为主，予清热涤痰、开肺通闭、调畅气机兼活血通络，以及时解除气道阻塞。闫教授常用三黄石膏汤加减，主要药物：黄芩、黄连、熟大黄、炙麻黄、生石膏、桃仁、杏仁、半夏、川芎、紫苏子、紫苏梗、莱菔子、青礞石、干姜等为主。黄芩、黄连、大黄共用，解毒清热，清泻上、中、下三焦之火，通腑泄热，肺与大肠相表里，给热毒之邪以出路，使肺热从大肠而去。重用生石膏15～20g，主气分大热，以清

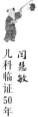

闫慧敏
儿科临证50年心得录

凉退热、解肌透表。炙麻黄宣肺平喘，温通宣畅。桃仁、杏仁共用以活血祛瘀、止咳平喘，川芎行气活血。紫苏子、紫苏梗共用以宽胸利膈、止咳化痰、降气平喘。青礞石咸平，质重性烈，攻消痰积，滚痰下气。半夏辛温，燥湿化痰、降逆止呕、消痞散结。干姜辛热，入脾、胃、肺经，可温中调胃、温肺化饮，还可以防苦寒之药损伤脾胃。该方诸药寒温共用，以奏清热消痰、开肺通闭、活血通络之功。

缓解期：感染逐渐控制，热毒之邪减退，热象减轻，但痰饮有形之邪瘀阻肺络，仍喘憋较重，痰鸣喉中，肺气不利，气机不能畅达于脏腑，活动哭闹后甚有口唇紫绀，舌苔厚腻、痰湿瘀阻之象明显。治疗应予涤痰降气、开肺通闭、化瘀通络为主。主要方药：生赭石、地龙、半夏、干姜、黄芩、黄连、细辛、青礞石、葶苈子等。生赭石味苦，性寒，可平肝潜阳、降逆平喘，地龙通络平喘，两药相须为用。半夏、细辛、干姜温化痰饮，消痰散结。黄芩、黄连苦寒，清热解毒，祛除未尽之邪。青礞石、葶苈子涤痰降气，化痰平喘。此期邪实减退，正气未虚，痰饮作祟，治疗重在辛开苦降、开肺涤痰，以促痰饮的排出。

慢性期：此阶段病情迁延日久，虽然感染已被控制，但感染所致的病理损伤仍然存在，以小气道炎性导致继发的阻塞症状为主，多为痰湿瘀肺。痰浊之邪胶固难解，痰瘀阻于气道，气血瘀滞，痰瘀阻络，痰阻则血难行，血瘀则痰难化，而致病情反复迁延难愈。患儿虚象渐显，仍时有喘憋，肺中痰鸣，乏力体虚多汗，面白纳少，大便干稀不调。且因患儿多口服糖皮质激素治疗，临床多伴有盗汗、五心烦热等阴虚火旺的表现。

闫教授认为，此阶段患儿多呈现虚闭表现，为虚实夹杂、寒热夹杂之症，治疗应以开肺通闭、益气健脾、益肾纳气、温化痰饮、化瘀通络为主。主要方药：煅牡蛎、黄芪、防风、黄芩、黄连、半夏、干姜、细辛、五味子、太子参、紫苏子、葶苈子、白芥子、桃仁、川芎等。闫教授应用益气固表之品，如黄芪、太子参、防风等而防范外邪，健脾培土生金以治生痰之源。现代药理认为益气药能改善免疫功能，使患儿减少感染机会，增强抗病能力。药理研究还提示，益气药还有提高肺活量、改善肺功能的作用，以助患儿恢复肺功能。煅牡蛎养阴敛汗。紫苏子、葶苈子、白芥子以三子养亲汤之力温化痰饮、降逆平喘。干姜、细辛、五味子均入肺经，辛能发散，酸能敛肺，散敛并举，辛酸相合，以免过于发散，或收敛过多，相互制约。此三药用法源自《伤寒论》中，如小青龙汤证、小柴胡汤证。闫教授善于将经方的精髓与时方用药相结合，获得良效。而黄芩、黄连，清热解毒，苦寒燥湿，以继续祛除邪气。桃仁、川芎活血行气祛瘀，以"祛瘀血而痰水自消"（《血症论》）。痰盛稀白者，酌加葶苈子；痰质色黄黏稠者，酌加青礞石。诸药合用，肺、脾、肾三脏同治，理肺、健脾、纳肾，以补虚培本、益气为主，佐以养阴，化痰开闭，调气活血，寒温共用，辛开苦降，消补同施，扶正祛邪，去除痰瘀，通宣肺气，促进肺功能恢复，以解诸症。

闫教授强调，本病无论发展到哪个阶段，痰浊瘀血始终为患，既是病理产物，又为致病之邪，开闭化痰、活血通络之祛邪治疗为治疗核心，应贯穿始终。

3.验案拾萃

验案 1

患儿，女，2 岁 5 个月。初诊日期：2018-9-21。

主诉：反复咳喘 1 年余。

现病史：患儿 1 年半前曾患"肺炎"，经治疗后，仍反复咳喘。在呼吸专业门诊查胸部 CT 示"广泛马赛克征"，诊断为"闭塞性细支气管炎"，予口服小剂量阿奇霉素和强的松（每日 5mg）8 个月余，咳喘仍时轻时重，活动和哭闹后加重，咳痰色白而稀。手足心热，多汗易感，平均每月患呼吸道感染 2 ～ 3 次，乏力纳差，小便清长，大便干稀不调。

四诊摘要：患儿面色无华，口唇色淡，喉中隐有痰鸣。听诊双肺闻及散在细小水泡音和痰鸣音。舌质淡，苔少，脉沉细无力。

中医诊断：久咳（肺脾气虚，痰湿闭肺）。

西医诊断：闭塞性细支气管炎。

辨证分析：患儿反复咳喘，肺脾亏虚，日久痰湿之邪瘀阻气道，瘀血阻络，闭阻肺气，而致本病。

治则：温阳化饮，健脾利湿。

处方：黄芪 10g，太子参 10g，煅牡蛎 10g，麦冬 10g，防风 10g，细辛 3g，五味子 10g，干姜 4g，半夏 6g，葶苈子 10g，黄芩 10g，紫苏子 10g，川芎 10g，桃仁 10g。7 剂，口服，每日 2 次。

二诊：精神食欲较前好转，大便好转，咳喘略减，仍时有咳痰色白。效不更方，继续口服前方 1 周，复诊时咳喘进一步好转，手足心热减轻，食欲可。去细辛、桃仁，加用地龙 10g，茯苓 10g，继续口服 14 剂。

三诊：活动后咳喘症状减轻，肺部啰音减少。去葶苈子，加丹参 10g，橘红 10g，继续服用 14 剂。

四诊：症状明显好转，且患儿近 1 个月未患呼吸道感染。继续前方口服，去黄芪，加用黄精 10g 口服。

前后治疗 2 个月余，患儿无明显咳喘，食欲二便正常。因患儿年龄小，无法进行肺功能检查，复查胸部 CT 示马赛克征较前减轻。

按语： BO 为难治的儿童慢性呼吸道疾病，病程迁延，病机复杂，治疗困难。闫教授以辨病与辨证相结合，紧抓住病机，分期、分型、辨证论治。急性期清热涤痰，开肺通闭，调畅气机，兼活血通络，及时解除气道阻塞；缓解期开肺涤痰通络，以促痰浊的排出；慢性期肺、脾、肾三脏同治，温化痰饮，化瘀通络，促进肺功能的恢复。急性期重在治肺，慢性期则重在肺、脾、肾三脏同治。闫教授用药独到，太子参、黄芪、紫苏子、葶苈子、白芥子、干姜、细辛、五味子及黄芩、黄连等寒温共用，理肺健脾纳肾，扶正祛邪，辛开苦降，消补同施，祛除痰瘀，通宣肺气，以消诸症。同时，闫教授始终强调，本病治疗困难，应与中西医结合治疗，各取所长，同时注意随访观察，注意患儿肺功能的恢复，以期获得更好的疗效。

验案 2

患儿陈某，男，4 岁。初诊日期：2020-11-18。

主诉：间断发热 12 天，咳嗽 8 天。

现病史：患儿 12 天前受凉后出现反复发热，体温最高 40.2℃，伴寒颤，8 天前出现咳嗽有痰，于当地医院诊断"腺病毒肺炎"，予常规抗感染及免疫球蛋白治疗。后患儿仍发热，热峰4次/日，体温最高39.6℃，有痰不易咳出，3日前开始出现气促，当地CT示双肺充气不均，有磨玻璃影及马赛克灌注征，为进一步诊治至我院就诊。患儿既往有反复咳喘病史，曾诊断"闭塞性细支气管炎"。

四诊摘要：患儿纳差，发病以来以素食为主，活动耐力下降，发热时更著，舌红，苔黄厚，脉滑数。

中医诊断：小儿肺胀（痰热蕴肺、脾失健运）。

西医诊断：腺病毒肺炎、闭塞性细支气管炎。

辨证分析：患儿外感寒邪，入里化热，既往反复咳喘，脾虚痰湿内蕴，痰热互结，肺失宣肃，咳喘加重。

治则：清热化痰、健脾宣肺。

处方：桑白皮汤合平胃散化裁。桑白皮12g，黄芩9g，黄连6g，山栀子6g，川贝母12g，杏仁6g，半夏6g，紫苏子6g，苍术9g，厚朴6g，陈皮6g，甘草6g。7剂，水煎服，每日1剂，分2次温服。

二诊日期：2020-11-25。

服药3天后患儿热退，继续服药，咳嗽时有黄痰排出，气促较前稍有缓解，仍有纳差，大便质黏，舌质稍暗，苔白腻，脉弦滑，考虑为痰瘀阻肺、脾胃气虚证，治以清肺化痰、活血化瘀、健运脾胃。

处方：二陈汤、血府逐瘀汤、香砂六君子汤化裁。半夏9g，橘红9g，茯苓12g，乌梅9g，桃仁6g，红花6g，赤芍6g，生地黄9g，当归6g，桔梗9g，党参12g，白术9g，砂仁9g，甘草6g。继续服用21天，服用方法同前。

三诊日期：2021-12-16。

服药后，咳嗽减轻，气促较明显。纳差同前，诉乏力，面色少华，家长诉活动较少，动则易喘，汗出较多，手足常欠温，大便稍溏，小便如常，舌稍淡，苔白厚，脉细。辨证为肺失宣肃、脾肾阳虚，予参苓白术散、金匮肾气丸化裁。

处方：党参9g，茯苓6g，炒白术9g，甘草6g，黄芪6g，薏苡仁15g，山药9g，砂仁6g，桔梗6g，桂枝3g，泽泻6g，熟地黄6g。30剂，服用方法同前。

四诊日期：2022-3-17。

因就诊不便，于当地医院抄方服用上方3个月余。患儿目前仍有轻喘，尿频明显，体温正常，上方服用1个月左右咳嗽缓解，且能够进行短时间、不剧烈的室内活动，进食量较前有改善，汗出较前好转。现患儿面色稍白，大便偶不成形，舌质稍淡，苔白，稍厚，脉沉细。

诊断同前，前方去薏苡仁、泽泻，加扁豆9g，附子3g，山茱萸6g，熟地黄加至9g，余药不变。继续服用30天，服用方法同前。随访3个月至今，患儿仍有轻喘，活动耐力较前稍有改善，体重增长尚满意。

按：本例患儿发病12天就诊，以发热、咳喘为主要表现，结合外院检查结果，腺病毒感染后闭塞性细支气管炎诊断明确。闫教授认为本病特点即病邪迅速入里化热，痰热蕴结，该患儿有明确感染史，西医已予激素、免疫球蛋白治疗，就诊时发热是急需解决的问题，但患儿此时发热时间已相对较长，疾病很难痊愈。患儿二诊时发热已退，疾病进入迁延期，健脾益气、扶正祛邪、防止疾病在此期反复是治疗要点。三诊、四诊时患

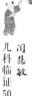

闫慧敏

儿科临证50年心得录

儿存在脏腑亏虚、阳气不足的问题，治疗应从补益脏腑出发。需要注意的是，参苓白术散燥湿之力较强，故不适用于气阴两虚的患儿。

验案 3

林某，男，6 岁。初诊日期：2022-4-7。

主诉：反复咳喘 2 年余，加重 1 个月。

现病史：患儿 2 年余前因支原体肺炎后出现反复咳喘，于呼吸科诊断为闭塞性细支气管炎。近 1 个月患儿喘息较前明显，肺功能检查示阻塞性通气功能受限，程度较前加重。

四诊摘要：患儿气短喘促，神疲乏力，面色㿠白，舌红，脉细弱。

中医诊断：小儿肺胀（气阴两虚）。

西医诊断：支原体肺炎、闭塞性细支气管炎。

处方：麦门冬汤、六味地黄丸化裁。麦门冬 9g，半夏 6g，党参 6g，熟地黄 9g，山萸肉 6g，山药 9g，甘草 6g。28 剂，水煎服，每日 1 剂，分 2 次温服。

二诊日期：2022-5-5。

患儿气促较前有减轻，咳嗽时咽部有痰鸣，纳差、乏力明显，察舌红，苔白，稍厚，脉细弱。诊断同前，前方加茯苓 6g，泽泻 6g，余药不变。继续服用 28 天，服用方法同前。

三诊日期：2022-6-2。

患儿出汗较多，气促明显缓解，痰少不易咳出，纳差、乏力较前有改善，察舌红，苔白，脉细弱。诊断同前，前方加黄芪 6g，五味子 6g，余药不变。继续服用 14 天，服用方法同前。

四诊日期：2022-6-16。

患儿气促、体力均恢复到加重前水平，察舌淡红，苔薄白，脉细。予上方去麦门冬、半夏，余药不变。嘱继续随诊治疗。

按：本例患儿病程 2 年余，疾病处于稳定期，因外感或饮食等因素加重而就诊，予益气养阴、健脾补肾治疗，麦门冬汤为取培土生金之意。二诊时气促减轻，但湿浊内阻，予茯苓、泽泻健运脾胃以益气化浊。三诊时气虚之象更重，黄芪、党参合用加强健脾补气，五味子益气生津补肾。四诊时气阴两虚较前改善，故停用滋阴润燥之药。患儿疾病趋于稳定，但可能反复，故嘱其长期随诊调整用药。

三、风咳（咳嗽变异性哮喘）

1. 病机挈要

咳嗽变异性哮喘（cough variant asthma，CVA）是哮喘的一种特殊类型，临床以慢性咳嗽为主要表现，无明显喘促等体征，本病病程多长，且易反复发作，是现代儿童常见的慢性疾病之一。古代医籍中称此病为"风咳、风痰"等，如《礼记·月令》中"季夏行春令，则谷实鲜落，国多风咳，民乃迁徙"，首次提出了"风咳"之名。又如《诸病源候论·咳嗽诸病》云："一曰风咳，欲语因咳，言不得竟是也。"部分现代医家也称其为"哮咳"。

2. 闫慧敏教授治疗风咳经验

闫慧敏教授认为本病在病因、病机及治疗上均与中医传统意义上的咳嗽和喘证不相同，应在掌握核心病机的基础上，辨病、辨证论治相结合，方能更好地发挥中医药的防治作用。治

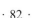
闫慧敏
儿科临证50年心得录

疗应遵循长期、持续、规范和个体化的原则。治法上，以开闭化痰、活血通络为核心，分期辨证论治，标本兼顾。

（1）开闭化痰，活血通络，同调肺、脾、肾

闫慧敏教授认为风、痰、瘀是贯穿本病始终的病理因素，其中风邪为本病的主要诱因。急性期患儿多表现为刺激性干咳，伴少痰或无痰，遇冷空气或刺激性异味可使症状加重，多伴咽痒、喷嚏等症状；本病病位在肺，证属本虚标实，本虚为肺、脾、肾亏虚，标实多为风邪、痰瘀等因素。闫慧敏教授强调，本病无论发展到哪个阶段，痰浊瘀血始终为患，既是病理产物，又为致病之邪，开闭化痰、活血通络之祛邪治疗为治疗核心，贯穿始终。

（2）标本兼顾，辨证论治

闫慧敏教授将本病分为发作期和缓解期进行辨证论治，"急则治其标，缓则治其本"，祛邪扶正，标本兼顾。

根据整体观念和辨证论治思想，将发作期分为风寒袭肺证、痰热壅肺证和痰湿蕴肺证。①风寒袭肺证：咳嗽以夜间或晨起明显，咳嗽较剧，可伴鼻塞流清涕、咽痒不适，可见恶寒、痰少色白多泡沫、舌淡红、苔薄白或白滑、脉浮紧、指纹淡红等症，治以疏风散寒、温肺化痰，常用射干麻黄汤加减化裁。②痰热壅肺证：多起病急骤，咳重，甚则哮鸣气喘急作，身热面赤、口干、咽红、舌红苔黄、脉浮数或滑数、指纹紫滞等症，治以清热宣肺、祛痰止咳，常用麻杏石甘汤加减。③痰湿蕴肺证：多见于久病不愈之患儿，咳嗽多于运动或受凉后发作，咳声重浊，喉间痰鸣，可见神疲倦怠、大便不调、小便清长、面色苍白、舌淡苔薄白或白腻、脉细弱或沉迟、指纹淡滞等症，

治以敛肺护肺、祛痰止咳、标本兼顾，常用自拟痰喘宁方加减。

缓解期患儿虽无明显临床症状，但因本病极易反复，缠绵难愈，因此仍需要坚持治疗，以改善其"异禀"之体，同时应注意预防外感、清淡饮食、避免接触过敏原等，同时配合中药以补肺益气固表，多以玉屏风散加味治疗。

3. 验案拾萃

患儿男，6岁。初诊日期：2020-8-17。

主诉：反复咳嗽6个月。

现病史：患儿6个月前无明显诱因出现阵发性咳嗽，运动后或晨起明显，间断服用孟鲁司特、开瑞坦等治疗（具体不详），治疗有效，停药后反复，间断轻咳、流涕，2个月前于过敏反应科门诊诊断为"咳嗽变异性哮喘，过敏性鼻炎"，予吸入布地奈德福莫特罗粉吸入治疗2周后减量。近1周受凉后咳嗽流涕加重，予糠酸莫米松喷鼻治疗至今，仍有阵发性咳嗽，发作频率较前减少，晨起及夜间明显，咳痰，晨起咽部不适，易自汗，无发热，纳食可，大小便可。患儿既往湿疹病史；患儿父亲过敏性鼻炎病史，母亲荨麻疹病史。

四诊摘要：一般可，咽稍红，无皮疹，舌淡红，苔白腻，脉弦滑。

中医诊断：风咳、鼻鼽（痰湿蕴肺，外感风寒）。

西医诊断：咳嗽变异性哮喘、过敏性鼻炎。

治则：疏风散寒，祛痰止咳。

处方：射干麻黄汤合自拟痰喘宁方加减。蜜麻黄4g，白前15g，钩藤10g，板蓝根10g，白果10g，瓜蒌15g，五味子6g，黄芩10g，前胡10g，辛夷9g，射干10g，厚朴10g，莱菔子

10g，鲜芦根 30g，甜叶菊 3g。7 剂，口服，每日 2 次。

二诊：患儿阵咳频次减少，但运动后仍有明显痉挛性咳嗽，痰不多，鼻塞、流涕减轻，咽部不适缓解，无发热，食欲可，二便可，舌淡红，苔白腻，脉弦滑。首诊方去射干、板蓝根、鲜芦根，加柴胡 10g，地龙 9g，蝉蜕 6g，继续给药 14 剂。

三诊：患儿咳嗽、鼻塞、流涕缓解，食欲可，二便可。舌淡红，苔白腻，脉滑。继续服用二诊方，7 剂，水煎服，每日 2 次。后患儿家长自行停西药治疗，随访 3 个月患儿症状无反复。

按语：闫慧敏教授指出，长期反复、病程迁延、治疗效果欠佳的久咳患儿，究其原因，要考虑患儿体质异禀。本患儿因感受寒邪病情加重，急性发作期应注意治肺，疏风宣肺，止咳化痰；待症状缓解后肺、脾同调，祛邪扶正，标本兼治。

四、痰湿久咳（慢性湿性咳嗽）

1. 病机挈要

闫慧敏教授认为引起反复咳嗽的原因非常复杂，其病机多虚实夹杂，寒热错杂。《素问·咳论》云"五脏六腑皆令人咳，非独肺也"，闫慧敏教授常说"肺不伤不咳，脾不伤不久咳，肾不伤咳而不喘"。脾为生痰之源，肺是储痰之器，小儿脾气常亏，饮食失节或运化不利，则可导致痰湿内生，上贮于肺；而肺为娇脏，易于感受外邪，导致肺失宣降，津液输布失常，则化液生痰，脾虚痰湿症状加重，咳嗽痰多，而发为痰湿咳嗽。患儿多表现为咳声重浊，痰多而稀，色白，喉间闻及痰声辘辘，多伴有胸闷纳呆、神乏困倦、苔白腻、舌淡红、脉滑等症。病机可概括为肺脾不足，痰湿内蕴。

2.闫慧敏教授治疗痰湿久咳经验

闫教授认为，治疗痰湿久咳，重在化痰宣肺止咳，肺脾同治。她根据近年咳嗽患儿的特点，在恩师刘韵远先生经验方的基础上进行加减，拟定痰喘宁方，治疗痰湿蕴肺型咳嗽患儿。痰喘宁方扶正护肺，祛痰止咳，表里兼顾，寒温并用，肺、脾、肝同治，疗效卓著。

其组方由炙麻黄宣肺平喘止咳，麻黄味辛性温，发汗解表，宣肺止咳平喘，取"炙"使其出汗力减弱，止咳喘作用相对增强。百部味甘、苦，性微温，润肺下气止咳；紫苏子辛温润降，入肺经而能降气消痰、止咳平喘，用于痰壅气逆，咳嗽气喘；两药相须而用，化痰利膈、行气宽中。葶苈子苦降辛散，专泻肺中水饮痰涎，泄肺气之壅闭；现代药理研究表明，其有舒张支气管平滑肌、缓解支气管痉挛、止咳平喘的作用。白芥子辛温，温肺豁痰、利气通络，有较强的祛痰作用，还可以镇咳平喘[50]。白果其味甘苦涩，其性收效，具有敛肺气、定喘嗽之功，适用于久咳久喘或体弱咳喘者。青黛咸寒，可清热凉血、泻火解毒，青黛的应用，为闫慧敏教授传承于王鹏飞先生的用药特点。王老生前多用民间验方，尤善用青黛配伍他药治疗多种小儿疾病。青黛可以清泻五脏伏火，归肝经，尤善清肝热，现代药理研究提示其有较强的抑菌作用[51, 52]。痰湿之邪重着黏腻，阻滞气道，不易消除，而痰饮为阴邪，日久肺气受损，不能克制肝气，反侮肺金，故痰湿蕴肺型小儿常常气逆而咳，为脾气急躁之肝肺不调之证。闫慧敏教授将青黛加入方中，可清肝热，防诸药辛温太过，白果又可敛肺、护肺，防青黛过于苦寒伤气血、青黛与白果相配，相辅相成，相得益彰。五味子五味俱全，酸咸为多，敛肺滋肾，宁嗽定喘。干姜温脾消痰，利湿化饮而平喘止咳。白前其性微温而不燥烈，长于祛痰、降肺气以平咳喘，无论属寒属热，外感内伤，新嗽久咳均可用之，尤以痰湿或寒痰阻肺，肺气失降者为宜。而在宣降肺气之药中加用川芎，行气开郁，调畅气机，通络化痰。综观全方，诸药祛邪扶正，寒温调和，散敛共用，既止咳平喘，又防伤元气，实为虚实相须，标本兼治，以达到化痰平喘止咳的功效。闫慧敏教授将本方用于治疗素体肺脾气虚兼感寒邪之咳喘；或经服大量清肺热之品伤及肺阴，导致肺脾虚弱，痰湿不去，邪毒深伏，反复发作等本虚标实之咳嗽、喘息，疗效良好。

痰饮中阻、痰声较重者，酌加茯苓、橘红等理气燥湿化饮；咳喘较重，或伴呃逆、呕吐者，可用赭石、地龙重镇降逆、清肺定喘；腹胀、便干者，可佐瓜蒌、厚朴行气除胀、祛痰消痞等；伴脾虚乏力、多汗明显者，可酌加麻黄根、浮小麦敛汗等。

3.验案拾萃

患儿，男，6岁4个月。初诊日期：2014-1-21。

主诉：反复咳嗽1个月余，近1周加重。

现病史：近1周受凉后咳嗽加重，自服肺热咳喘口服液等无效。症见阵咳，无喘憋，喉中有痰，时有咳后呕吐白色痰涎。无发热，纳食欠佳，易腹胀，大便偏干，2日一行，睡眠不安。

四诊摘要：患儿精神可，咽稍充血，双肺呼吸音粗，闻及散在痰鸣音。舌质淡红，苔白腻，脉滑。

辅助检查：胸片未见异常，肺功能检测正常。

中医诊断：久咳（痰湿蕴肺）。

西医诊断：慢性湿性咳嗽。

辨证分析：患儿反复咳喘 1 个月余，近期外感风寒之邪后急性发作，又自服清肺热之品，致痰湿难化，壅遏于肺，发为咳喘，咳吐白色痰涎，腹胀便干，为本虚标实之证。

治则：宣肺止咳，化痰降逆。

处方：痰喘宁方加减。麻黄（炙）4g，青黛 3g，白果 9g，干姜 6g，五味子 6g，白前 10g，百部（炙）9g，紫苏子 6g，葶苈子 6g，钩藤 10g，生赭石 15g，地龙 10g，莱菔子 10g，瓜蒌 15g。7 剂，水煎服。

二诊：患儿咳喘症状明显缓解，痰量减少，时有恶心呃逆，未再呕吐，舌苔白腻较前减轻。前方去葶苈子，加竹茹 6g 以化痰、降逆除烦；因患儿咳喘反复发作，加川芎 10g 以活血通络，痰瘀并治；再服 7 剂。

三诊：咳嗽咳痰进一步减轻，但仍略感乏力多汗，食欲欠佳，舌苔好转，遂去炙麻黄、百部、白前，加太子参 10g 以补益脾肺，加麻黄根 10g，浮小麦 10g，煅牡蛎 10g，敛汗生津；再服 7 剂。

按语： 一诊方先予炙麻黄、炙百部宣肺降逆平喘、化痰止咳，白果降肺祛痰，青黛清热解毒；干姜温化痰饮；白前宣肺散风，降气消痰；紫苏子、葶苈子泄肺中痰涎，降气止咳；五味子敛肺止咳。赭石、地龙镇惊降逆止呕平喘；钩藤镇惊止咳，化痰散结。瓜蒌、莱菔子降肺气，消痰除胀。后二、三诊，标本兼治，既益气固表止汗，又清肺内余邪外出，以助病情恢复。患儿咳喘未再发作，多汗、乏力减轻，食欲增加。

慢性咳嗽在临床非常多见。在治疗小儿慢性咳嗽时，闫慧敏教授强调临证时首先要辨清寒热，小儿形寒饮冷是伤肺的主要原因，尤应重视寒邪伤肺之证，应用过于寒凉清热之品清泻肺热，会耗伤气阴，阻遏气机，加重痰饮。闫教授强调重视观察患儿舌脉的变化，对症用药，治疗风寒咳喘，宜疏风散寒、宣肺止咳。而对于寒热并存的患儿，要分清主次，酌情加减，寒温并施；对于痰湿蕴肺、痰阻气道、肺气上逆之咳嗽，则注重温化痰饮，降气化痰，以清储痰之器。闫慧敏教授强调，痰为水液凝聚变化而成，"痰为阴邪，非温不化"，痰乃阴冷之邪，遇阳得温则消。闫教授在治疗时注重扶助肺脾正气，常以温脾消痰之法治生痰之源，培土以生金。"病痰饮者，当以温药和之"，对于久咳累及脾肾、出现摄纳无权的患儿，还常佐以少许肉桂，以肺、脾、肾三脏同调，温肾健脾止咳。闫慧敏教授这些治疗咳嗽的经验非常独到且临床效果显著，值得细细揣摩。遣方用药时，既要抓住主证，又要重视兼证，扶正祛邪，获得良效。

五、鼾症（腺样体肥大）

腺样体是鼻咽部淋巴组织，位于其上壁与后壁的交界处。儿童在 2～10 岁这一年龄段是腺样体增殖旺盛期，为生理性肥大，10 岁后腺样体逐渐萎缩，至成年阶段大部分腺样体将萎缩消失。但是反复的呼吸道感染则可导致腺样体病理性增生肥大，如肿胀肥大的腺样体堵塞上气道，则会影响患儿呼吸和睡眠，出现张口呼吸、打鼾、睡眠呼吸暂停等症，日久可导致面骨发育畸形、唇厚、面部表情缺乏，形成"腺样体面容"，甚至会发生睡眠中脑部供氧不足，严重影响患儿的生长发育。一部分患儿需要手术切除腺样体，许多家长因顾虑手术而期望保守治疗，或是另一部分患儿虽不需手术[53]，但因反复肿大的腺样体对呼吸和睡眠已造成一定影响，故在闫慧敏教授的门诊上，经常有因夜间睡眠打鼾、呼吸不畅前来就诊的患儿，也不乏伴有呼吸暂停的腺样体肥大患儿从耳鼻喉科前来求助。

1. 病机撮要

本病属于中医"积聚""痰核"范畴。鼻咽为清空之窍，为气体出入之门户，与肺脏关系密切。肺气宣畅，则清窍通利；若肺气亏虚，宣肃失常，浊气不降，聚于鼻咽颃颡，则渐成积聚。或是脾气不足，水湿不化，形成痰饮，内阻于颃颡，形成积聚。所以本病与水湿痰饮代谢密切相关。脾生痰、肺贮痰，痰与肺脾两脏关系密切。闫慧敏教授认为，肺脾不足，痰湿交阻，伏火内蕴，日久成瘀，痰多夹瘀，痰瘀交阻，凝聚颃颡，为其根本病机。

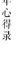

闫慧敏
儿科临证
50年心得录

2. 闫慧敏教授治疗鼾症经验

闫慧敏教授将腺样体肥大之辨证分型主要分为肺脾气虚和痰瘀交阻两型，治疗祛邪以通窍散结为主，兼以活血化瘀，调畅气机，同时兼以扶助肺脾之气。

（1）肺脾气虚

小儿肺卫不固，易感风寒风热之邪。症状表现为鼻塞，流清涕，咳痰量多，时有咳吐白黏痰，夜间睡眠打鼾，白天神疲乏力，少动懒言，面色苍白，表情淡漠，睡眠不安，时有磨牙，腹胀纳少，大便干稀不调，小便正常，多汗易感冒，苔薄白，舌胖淡，有齿痕，脉细无力。此证为肺脾气虚，痰浊内蕴，积聚于鼻咽颃颡，气虚症状明显，积聚症状不重。此类患儿多以鼾症为主，多不需要手术治疗。治以益肺健脾为主，兼以化痰散结。方用玉屏风散合二陈汤加减，主要用药：黄芪、太子参、夏枯草、浙贝母、半夏、陈皮、茯苓、辛夷花、白芷、焦山楂等。若腹胀明显、纳差，加砂仁、鸡内金、谷芽、麦芽。方中黄芪、太子参健脾益气，固表止汗，辛夷、白芷宣通鼻窍，夏枯草、浙贝母化痰散结，陈皮、半夏消痰化积，茯苓健脾利湿，焦山楂消积化食，活血行气。此方扶正祛邪，治疗重在消补同施。

（2）痰瘀交阻

症见病程迁延，鼻塞明显，日久不愈，夜间睡眠打鼾，时有呼吸困难，常张口呼吸，甚则窒息而醒、呼吸暂停，白天精神困顿，无法集中注意力，腹胀纳少，大便干，舌质红暗瘀滞，苔白厚腻，脉迟涩。此证患儿多瘀滞积聚症状重，有呼吸暂停，治疗当以通宣肺气、通窍散结、活血化瘀、祛邪通窍为主，兼以化痰运脾、扶正固表。方用苍术、生薏苡仁、辛夷、石菖蒲、黄芩、夏枯草、皂角刺、生牡蛎、浙贝母、鱼腥草、川芎、郁金、竹茹等。如大便干结，加用牛膝引热下行，熟大黄通腑泄热。方中辛夷辛温，宣通鼻窍；石菖蒲辛、苦，温，化湿开胃，开窍豁痰，醒神益智，可以通九窍；苍术、生薏苡仁运脾化湿；夏枯草、浙贝母化痰散结；患儿多有伏火在肺，故加用黄芩、鱼腥草清肺热祛邪；川芎活血行气；郁金辛苦寒，行气化瘀，清心解郁；生牡蛎重镇安神；竹茹甘微寒，清热化痰，除烦；皂角刺辛温，祛瘀消肿托毒，还可去风化痰，引诸药上行，治上焦病。诸药共用，化痰散结，活血化瘀，兼清肺中伏火。

3. 验案拾萃

验案1

患儿刘某，男，6岁。初诊日期：2019-1-25。

主诉：鼻塞打鼾2个月。

现病史：患儿鼻塞2个月，时轻时重，时有流涕，涕多黏白，偶有咳嗽。夜间睡眠时有打鼾，张口呼吸，时有因憋气而醒。白天倦怠，不能集中注意力。腹胀纳少，大便干。既往有反复呼吸道感染史。曾经耳鼻喉科就诊，诊为"腺样体肥大"，建议手术治疗，家长拒绝。

四诊摘要：轻度腺样体面容，表情淡漠，面色暗淡，舌质红暗瘀滞，苔白厚腻，脉涩。

西医诊断：腺样体肥大。

中医诊断：痰核积聚（痰瘀内阻）。

治法：通窍散结，运脾化痰。

处方：苍术10g，生薏苡仁15g，辛夷6g，石菖蒲10g，黄芩10g，夏枯草10g，生牡蛎15g，皂角刺9g，浙贝母10g，鱼腥草10g，川芎10g，郁金10g。7剂，水煎服，每日1剂。

二诊：患儿鼻塞略有减轻，涕少，睡时仍有鼾声，大便干。遂在原方去鱼腥草，加牛膝10g，竹茹6g，继续口服7剂。

三诊：患儿鼻塞好转，大便通畅，夜间打鼾减轻，呼吸暂停次数减少，予前方去竹茹，加生山楂10g，继续口服14剂。

四诊：患儿打鼾不明显，睡眠无明显发憋，精神食欲好转。

按语：闫慧敏教授于此案中运用中药化痰散结、活血化瘀，肺脾同治，有效减轻患儿打鼾鼻塞症状，消解痰瘀，截断痰瘀

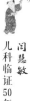
闫慧敏
儿科临证
50
年心得录

阻络的恶性循环。闫教授强调，在开窍祛邪时，扶正同样重要，应注重顾护肺脾之气，调节失调的脏腑功能，益气固表，增强抵抗力增强，从而减少患儿呼吸道感染的次数，减少炎性刺激，利于腺样体的缩小。同时，闫教授也嘱患儿家长帮助患儿进行简单的面部穴位按摩，如迎香穴、印堂穴等，与口服中药配合，可以很快缓解患儿鼻塞、打鼾症状，疗效非常显著。标本兼治，内外同治，可减轻患儿痛苦，获得确定疗效。

验案 2

患儿，女，8 岁。初诊日期：2022-4-7。

主诉：打鼾 6 个月，加重 1 个月。

现病史：患儿 6 个月前，因感冒出现睡眠时打鼾，偶有憋气，未予重视。1 个月前再次感冒后发现打鼾较前频繁，睡眠差，憋气较前明显，自觉白天乏力，精神差，学习注意力不集中，进食可，大便时不成形，小便正常。至当地医院就诊，考虑存在腺样体肥大，建议手术治疗。为进一步诊治就诊。

四诊摘要：打鼾，睡眠差，较前重，无寒热、汗出，自觉乏力，形体稍胖。面色如常，口唇稍红，胸腹无异常，纳食正常，大便时不成形，小便正常。舌淡红，苔白厚，脉滑。

中医诊断：鼾症（痰湿内阻，肺脾气虚）。

西医诊断：腺样体肥大。

辨证依据：患儿体型偏胖，平素饮食不节，痰湿上阻于气道，壅滞不畅而发；肺气亏虚，肺失宣发肃降，气息滞涩不利而出现鼾声，严重时出现呼吸暂停，故诊为小儿鼾症。结合患儿舌脉，考虑为痰湿内阻、肺脾气虚证。

处方：

①中药汤剂：半夏 3g，陈皮 6g，茯苓 9g，党参 3g，炙甘草 3g，石菖蒲 6g，郁金 9g，黄芪 6g，炒白术 6g，当归 6g，升麻 6g，柴胡 6g。14 剂，水煎服。

②皮内针治疗：双侧丰隆、血海、照海、三阴交，共 8 个穴位，每日点按刺激穴位 10 分钟。

③忌食甜食、冷饮、油腻等食物。

二诊日期：2022-4-21。

患儿诉打鼾较首诊时有减轻，睡眠仍不安，白天乏力减轻，纳食一般，二便正常。察舌淡红，苔白厚，脉滑。上方去郁金、黄芪，加苍术 6g，泽泻 6g，薏苡仁 15g。继予中药口服 1 周，余治疗同前。

三诊日期：2022-4-28。

患儿仍有打鼾，但较前明显减轻，睡眠较前安稳，无乏力等不适，纳食一般，大便欠成形，小便正常。察舌淡红，苔白稍厚，脉滑。上方去陈皮、半夏，继予中药口服，余治疗同前。

四诊日期：2022-5-12。

患儿仍有打鼾，但较前明显减轻，睡眠较前安稳，无乏力等不适，纳食一般，大便欠成形，小便正常。察舌淡红，苔白稍厚，脉滑。上方去柴胡、升麻，继予中药口服 2 周，余治疗同前。

五诊日期：2022-5-26。

患儿仍有打鼾，但较前明显减轻，睡眠较前安稳，无乏力等不适，纳食一般，大便欠成形，小便正常。察舌淡红，苔白稍厚，脉滑。上方去泽泻、加川芎，继予中药口服 4 周，余治疗同前。

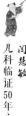

闫慧敏
儿科临证50年心得录

1个月后患儿于网络复诊，打鼾已缓解，无不适，嘱停药。

按语： 闫教授指出本患儿形体偏胖，脾失健运，湿从内生，脾虚痰盛，又反复呼吸道感染，肺失宣降，痰瘀成核，壅滞鼻窍，而出现张口呼吸、打鼾。治疗以二陈汤化痰祛邪合补中益气汤固本治疗，获得良好疗效；同时，配以皮内针治疗，简便易行。中药燥湿化痰、补益脾肺，再结合穴位刺激治疗痰湿和肥胖等症，加强祛湿化痰之用，加之患儿注意控制饮食而护脾胃，终使患儿疾病缓解而免受手术之苦。

六、鼻鼽（过敏性鼻炎）

1. 病机挈要

"鼻窍属肺，鼻内属脾"（《医方辨难大成》），结合小儿肺脾常不足的病理生理特点，闫慧敏教授强调小儿鼻鼽发病是内因与外因共同作用的结果。"肺气虚则鼻塞不利"（《灵枢·本神》），小儿肺常不足，肺气虚，卫外不固，而受外邪侵袭，化热郁于肺，肺气失宣，上熏于鼻，邪滞鼻窍，加之脾气虚弱，湿浊不化，邪滞鼻窍而发病。肺气虚寒，卫表不固，脾气虚弱，清阳不升，湿浊内蕴，清窍壅塞。鼻鼽在急性发作期以虚实夹杂为主，在慢性缓解期以脏腑亏虚为主，治疗应各有侧重。

2. 闫慧敏教授治疗鼻鼽经验

闫教授强调，因易受外界过敏因素影响，鼻鼽症状可以控制，但难以完全缓解。而中医治疗手段多样，包括中药、中成药、刮痧、推拿、针灸耳穴贴敷等疗法，可以中西医结合、内外治结合，综合治疗，以帮助患儿控制鼻鼽的反复发作。

3. 验案拾萃

患儿，男，7 岁。初诊日期：2022-5-19。

主诉：打喷嚏、鼻塞 7 天。

现病史：患儿 7 天前开始出现打喷嚏，较为频繁，鼻塞，流清涕，偶咳，不喘，至当地医院就诊，考虑"感冒"，予口服中成药治疗。患儿症状无好转，1 天前偶诉头痛，为进一步诊治来院就诊。

既往史：1 岁时曾有湿疹病史。患儿近 3 年春夏季节交替时均有打喷嚏、鼻塞表现，一般持续 2～3 个月，外院曾考虑为过敏性鼻炎，间断予西替利嗪、孟鲁司特等口服。

家族史：患儿母亲患过敏性鼻炎。

刻下症：打喷嚏，鼻塞、流清涕，无发热、汗出，面色如常，口唇稍红，胸腹无异常，纳食稍差，大便时不成形，小便正常。舌稍胖，色稍红，苔白，稍厚，脉滑。

辅助检查：血常规及 C 反应蛋白未见明显异常。

中医诊断：鼻鼽（肺脾气虚）。

西医诊断：过敏性鼻炎。

辨证分析：小儿肺常不足，外感寒热之邪，伤于皮毛，肺开窍于鼻，而失宣降，邪毒壅塞于鼻窍。气虚卫外不固，而受外邪侵袭，化热郁于肺，上熏于鼻，邪滞鼻窍，加之脾气虚弱，湿浊不化，邪滞鼻窍而发病。结合患儿舌脉，故诊为小儿鼻鼽，为肺脾气虚证。

处方：

①中药汤剂：黄芪 6g，白术 6g，防风 6g，荆芥 6g，辛夷 6g，白芷 9g，细辛 2g，薄荷 6g，连翘 3g，淡豆豉 6g，炙甘草

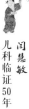

闫慧敏

儿科临证 50 年心得录

6g。5 剂，水煎服。

②皮内针治疗：双侧孔最、足三里，共 4 个穴位，每日点按刺激 10 分钟。

③忌食冷饮，保持个人卫生，定期除螨，减少过敏原接触机会。

二诊日期：2022-5-24。

患儿鼻塞明显减轻，打喷嚏次数减少，每日 2 ～ 3 次，纳食、睡眠一般，二便正常。察舌稍胖，色淡红，苔白稍厚，脉滑。上方加苍耳子 3g，升麻 6g，柴胡 6g。继口服 7 剂，余治疗同前。

三诊日期：2022-5-31。

患儿鼻塞、喷嚏减轻，纳食二便正常。察舌淡红，苔薄白，脉稍滑。上方去防风、荆芥，加党参 6g，陈皮 9g。继服 7 剂，余治疗同前。

1 周后患儿于网络问诊复诊，无不适，嘱停药。

按语： 闫教授应用玉屏风散合补中益气汤，并辅以皮内针、推拿等外治疗法，治疗小儿鼻鼽之肺脾气虚证。闫教授结合儿童的生理特点从脾、肺治疗本病，根据疾病急性期、缓解期辨证用药，内外合治，从而缩短病程，减少药物使用，收获佳效。

七、乳蛾（化脓性扁桃体炎）

1. 病机挈要

急性化脓性扁桃体炎多为局部细菌感染而引起，表现为发热、扁桃体红肿、脓性分泌物异常增多。本病属于中医"乳蛾"

范畴，咽喉为肺胃所主，外邪入侵，上先受之，灼伤经络，引起局部气滞血壅，从而出现红肿热痛，甚则成腐之表现。闫教授认为，小儿乳蛾发生的基础主要是小儿脏腑娇嫩，行气未充，为稚阳之体。若感受外邪，从阳化热，肺胃热盛，热毒壅盛，传里化热，搏结喉核，喉核肿大，灼腐肌膜，最终导致乳蛾的发生。

2. 闫慧敏教授治疗乳蛾经验

闫教授治疗乳蛾，重在清热解毒、利咽消肿，尤其强调清除胃肠积热，不但要注意清利上焦之火，还要注意清泄中焦之热，才能及时退热利咽消肿。同时，闫教授强调苦寒之剂不宜久服，中病即止。如果患儿既往脾胃虚弱，应注意调护脾胃。

3. 验案拾萃

患儿，男，12岁。初诊日期：2019-4-9。

主诉：发热伴咽痛4天。

现病史：4天前开始出现发热，体温最高40℃，伴咽痛、口臭、大便干结。发热初期有恶寒，在当地医院诊断为"扁桃体炎"，予头孢曲松静点，仍高热、咽痛明显。现患儿食欲欠佳，2日未大便，为求进一步治疗，来院就诊。

四诊摘要：发热，恶寒，咽痛，口臭，大便干结，精神可，面色红，咽充血，双扁桃体Ⅱ度肿大，可见白膜。舌质红绛，苔黄厚，脉滑数。

辅助检查：血常规示白细胞 $19×10^9$/L，中性粒细胞百分率79%，C反应蛋白30mg/L。

中医诊断：乳蛾（热毒炽盛）。

西医诊断：化脓性扁桃体炎。

辨证分析：热毒之邪入侵，上熏咽喉，局部热毒炽盛，搏结喉核，喉核肿大，灼腐肌膜。

处方：金银花 10g，连翘 10g，大黄 6g，栀子 10g，蝉蜕 10g，薄荷 6g，桔梗 6g，竹叶 10g，射干 10g，甘草 6g。3 剂，水煎服，每次 100mL，一日两次，嘱其清淡饮食，多饮水。

二诊日期：2019-4-12。

服药后排大便，每日 1～2 次，不成形，体温有所下降，最高 38.5℃，仍咽痛，偶有腹痛，可自行缓解，咽部分泌物明显，舌红，苔黄，脉滑数。辅助检查：白细胞 12×10^9/L，中性粒细胞百分率 70%，C 反应蛋白 12mg/L。

处方：方药同前，加大椎、双耳尖放血。

按语： 闫慧敏教授治疗本患儿应用《太平惠民和剂局方》之凉膈散加减，此方以解表利咽、泻火解毒为主，方中金银花、连翘等药材具有良好的清热解毒功效，而大黄、栀子可泻中焦肠胃之火，蝉蜕、薄荷清宣升散，桔梗可宣肺、利咽，甘草缓和苦寒、调和诸药，诸药合用以达到清热利咽、泻火解毒之功。除中药内服，闫慧敏教授善用中医外治方法治疗小儿常见病。刺络放血法应用于治疗小儿乳蛾有很好的疗效。刺络放血法操作简便、疗效迅速，可有效减除药物的不良反应，具有药物和其他针法无法比拟的效果。刺络放血疗法源远流长，选用大椎、耳尖等退热要穴，可迅速减轻发热、咽痛和其伴随症状。除此之外，少商是手太阴肺经的井穴，是中医的急救要穴，特别是点刺放血可宣泄肺热，有较好的抗炎退热的作用，对治疗咽喉肿痛效果颇佳。

八、时行感冒（流行性感冒）

1. 病机挈要

闫慧敏教授强调，时行感冒初起多为风寒外束、卫阳被遏、热毒内蕴。症状可见高热，头身酸痛，无汗或汗出不畅，咽痛，咳嗽，舌红苔白，脉弦浮。小儿脾常不足，运化失健，食积内停，蕴而化热，易于入里化热。

2. 闫慧敏教授治疗时行感冒经验

闫教授强调时行感冒多为外有风寒、内有蕴热之证。治疗虽然重在及时退热，但应仔细结合症状、舌脉，辨清寒热。不能一味应用清热解毒药物，病初尤要注意祛风散寒，解表清里。

3. 验案拾萃

患儿，女，8岁。初诊日期：2019-2-6。

主诉：发热2天。

现病史：患儿2天前接触流感病人后突发高热，无汗，头痛，肌肉酸痛，偶有寒战，口服退热药，体温下降不明显，伴咽痛，稍咳嗽，无鼻塞、流涕，食欲欠佳，大便2日未行，睡眠欠佳。

四诊摘要：突发高热，无汗，头痛，肌肉酸痛，偶有寒战，咽痛，稍咳嗽。神清，稍烦躁，面色红赤，口唇干红，咽充血，双扁桃体Ⅱ度肿大，双肺呼吸音粗，未闻及啰音，心音有力，律齐，各瓣膜听诊区未闻及杂音。腹软，稍胀，舌红干，苔薄，脉弦浮数。

辅助检查：血常规示白细胞 $7×10^9$/L，中性粒细胞百分率

44%，单核细胞百分率 15%，C 反应蛋白 20mg/L；甲型流感病毒抗原（＋）。

中医诊断：时行感冒（外感风寒，内有蕴热）。

西医诊断：流行性感冒。

辨证分析：甲流初期为风寒外束、卫阳被遏、热毒内蕴。故可见高热，头痛，身酸痛，无汗或汗出不畅，咽痛，咳嗽，舌红苔白，脉弦浮。小儿脾常不足，运化失健，食积内停、蕴而化热。结合舌脉，属外有风寒、内有蕴热之证。

处方：荆芥 6g（后下），防风 9g，羌活 10g，紫苏叶 6g，桔梗 10g，白芷 10g，葛根 10g，柴胡 10g，青蒿 10g，生石膏 12g，炙麻黄 3g，炒栀子 9g。3 剂，水煎服，每次 100mL，一日三次。

注意事项：①清淡饮食；②多饮水；③嘱卧床休息。

二诊日期：2019-2-10。

服药 1 天，体温下降。服药 2 天，体温恢复正常，头痛、身痛基本消除，稍咽干口渴，乏力，稍咳嗽，少量白痰，舌红，苔薄黄少津，脉弦。热病后期，邪去正衰，正气不足，津液亏损，故乏力、口渴；津液亏虚，津不上承，故见咽干。结合舌脉，属气阴两虚证。予益气养阴，兼祛余邪。

处方：北沙参 10g，玉竹 10g，麦冬 10g，天花粉 15g，桑叶 6g，黄精 9g，青蒿 9g，地骨皮 10g，炙黄芪 9g。7 剂，水煎服，每次 100mL，一日两次。

注意事项：清淡饮食，防止食复。

按语：流行性感冒属于中医"时行感冒"范畴。闫教授认为甲流初期风寒外束、卫阳被遏，则见起病急骤，高热难退，头痛，身酸痛，无汗或汗出不畅，热毒内蕴为咽痛，肺气失宣则咳嗽，舌红苔白、脉弦浮为外寒内热之证。闫教授强调小儿流感多加之小儿神气怯弱，往往在初起体温上升期出现寒战、全身极度乏力、精神欠佳等症。年龄小的患儿还可能出现夹惊表现。中医治疗流感病毒感染有一定优势，尤其早期用药，有肯定疗效。早期高热时，汤药应嘱温服、频服，不必拘泥于每日 2～3 次的常规服法。服后片刻，仍不解汗不出者，可服温热稀粥或米汁以助汗出、益胃气，也可让家长在服药后加推督脉及膀胱经夹脊穴，直至背部潮热微汗，大多患儿可精神食欲转佳，头身酸痛得以迅速缓解。

九、复感（反复呼吸道感染）

1. 病机挈要

闫慧敏教授诊治反复呼吸道感染患儿强调应注重结合小儿生理病理特点，特别是小儿体质因素，辨证施治，以清心肝经热、调理脾胃为主。小儿时期是生长发育功能极其旺盛的阶段，像少阳生生之气的春天一样，"肝常有余，脾常不足"。因此，外感诸病，容易从阳化热，入心入肝，临床上往往出现壮热不退，甚或热盛动风。此外，小儿脾胃运化能力很弱，所进乳食，只要超过限度，就会产生消化不良、呕吐腹泻、脘腹胀饱等症，胃肠蕴伏积热，故而易出现外感之证。

2. 闫慧敏教授治疗复感儿经验

闫教授认为小儿内蕴积滞，化热化火，表现为双颊红赤、夜啼不安、脾气暴躁、大便秘结、舌苔白厚等。此时，再遇外邪侵袭，与内热相搏而引起发热头痛、咳嗽痰多、咽喉肿痛等"上呼吸道感染"症状。反复呼吸道感染的患儿，多虚实夹杂，易夹滞夹痰夹湿，治疗应注重扶正祛邪，解表清热、消食积、化痰湿，兼以益气固表，以减少呼吸道感染的发生。

3. 验案拾萃

患儿，男，5 岁。初诊日期：2019-11-12。

主诉：反复发热 2 个月余。

现病史：近 2 个月反复发热，体温均在 38.5～39℃，伴咽痛、咳嗽、头痛，曾在外院住院 2 次诊断为"上呼吸道感染""支气管炎"，间断用阿奇霉素等抗生素静点，治疗后体温可降至正常；但间隔 7～10 天再次发热，每次持续 3～7 天。1 天前再次发热，体温 38.6℃，伴咳嗽有痰、咽痛，欲冷饮食，大便 3 日未解。

辅助检查：血常规示白细胞 $9×10^9$/L，中性粒细胞百分率 67%；胸片示支气管炎。

四诊摘要：患儿形体偏胖，平素食欲旺盛，喜肉食，大便偏干，反复发热，咽痛，咽部充血，双侧扁桃体Ⅱ度肿大，双肺呼吸音粗，未闻啰音，心律齐，腹软，稍胀，舌质偏红，舌苔白厚腻，脉浮数。

中医诊断：复感（湿热内蕴）。

西医诊断：反复呼吸道感染。

辨证分析：患儿素体较胖，喜食肉食，脾失健运，湿邪内蕴，复感风热，邪热内蕴，湿热互结而发病。邪热上扰，熏蒸咽喉，故咽痛，结合舌脉，属于湿热蕴结，复感风热。

处方：金银花 10g，连翘 10g，地骨皮 10g，板蓝根 10g，生石膏 15g，薄荷 4g，鲜芦根 30g，滑石 10g，浙贝母 10g，炒莱菔子 10g，瓜蒌 20g，山楂 10g。

二诊日期：2019-11-19。

服药 3 剂后患儿体温降至正常。又进 3 剂，头痛、咽痛等症消失，仍有轻咳，舌苔白稍厚腻。本患儿为湿热内蕴、外感风热，经清热解表、化湿导滞，病情有所好转，但仍有余邪未清、正气不足之象。加用中药，继续清除心肝、胃肠积热。

处方：鲜芦根 30g，青黛 3g，莲子心 4g，钩藤 10g，生谷芽 10g，生稻芽 10g，六神曲 10g，焦山楂 10g，地骨皮 10g，板蓝根 10g，炒莱菔子 10g，瓜蒌 15g。水煎服，每次 100mL，每日 2 次。继续口服 2 周。随诊 1 个月未再发热。

按语： 闫教授指出本患儿为内热偏盛、复感外邪，在发热期治疗以生石膏配银翘散加减，热退后治以清心肝经热，佐以消食导滞。药用莲子心、钩藤清心肝经热；青黛清五脏之热；生谷芽、生稻芽、六神曲、焦山楂、炒莱菔子消食化积通便等。患儿平时注意调整饮食，配合中药清除心肝胃肠积热，则内热去、脾胃健，体质强壮，抵御外邪能力增强，反复感冒的现象即可消除。

闫慧敏
儿科临证
50年心得录

第二节　脾系疾病

闫慧敏教授对小儿脾系疾病的诊治亦卓有建树。小儿脾常

不足，常因脾胃运化失权而导致气滞、痰湿内蕴、食积，出现

厌食、呕吐、泄泻、便秘、积瘕等各种消化道症状，常常因虚致实，虚实夹杂。故针对小儿脾系疾病，闫慧敏教授总的诊治原则亦是强调扶正祛邪，消补结合，以使邪去脾胃，正气通达，缓解症状，达到治疗目的。

一、厌食（功能性消化不良）

1. 病机撷要

小儿厌食为脾系疾病中的常见病，多见于 1～6 岁学龄前小儿，其症状主要为无器质性病变的较长时间的食欲不振，厌恶进食，见食不贪，甚至拒食，或伴脘腹胀痛、恶心，或有口气，多伴面色㿠白无华、乏力消瘦、大便不调等，严重影响小儿的生长发育和智力发育。闫慧敏教授对厌食患儿有丰富的诊疗经验，疗效显著。

闫慧敏教授认为，本病的病机关键仍在于本虚标实，脾主运化，胃主受纳，病位责之肝脾。小儿素体脾气常虚，加之喂养饮食失节、饥饱失常等因素极易损伤脾胃，导致脾运乏力，胃纳减少，以致厌恶进食。

2. 闫慧敏教授治疗小儿厌食经验

闫慧敏教授治疗小儿厌食多从脾胃气虚、脾胃阴虚、肝脾不和三证来入手，治疗关键在于运脾以健脾扶正，消补同举。治疗重点在肝脾同调、行气活血，重在调，不在补。小儿厌食多夹有食积气滞，应注意扶正祛邪，消积行气，祛除积滞之邪，以促使脾的运化功能的恢复。运脾之法贵在"运"字，用药要补而不滞，健中有消，消补同举，则调和脾胃。食积日久的患儿，气机阻滞，气滞则血瘀，出现腹痛、瘀滞之象，应兼用活血化瘀行气之品，消瘀化滞。[54]

3. 验案拾萃

验案 1

患儿王某，男，3 岁。初诊日期：2019-6-27。

主诉：不欲饮食 2 个月余。

现病史：患儿 2 个月前曾患"轮状病毒肠炎"，病愈后不欲饮食，食量较前减少约 1/3，且食后腹胀，偶诉腹痛、恶心，手足心热，时有烦躁，乏力，不喜活动，睡眠欠安，无呕吐，喜饮，大便略干，1～2 次 / 天。

四诊摘要：神情倦怠，面色萎黄，舌红少津，舌苔少间有剥脱，指纹紫滞。

辅助检查：曾做腹部超声未见异常。胃电图正常。

中医诊断：厌食（脾胃阴虚）。

西医诊断：胃肠功能紊乱。

辨证分析：患儿肠道感染伤及脾胃，导致脾虚失运，气血精微生产不足，气阴不足，而见诸症。

治则：健脾益阴，消食助运。

处方：黄精 10g，藿香 10g，木香 6g，莲子心 4g，佛手 10g，乌药 10g，麦冬 10g，草豆蔻 4g，炒麦芽 10g，砂仁 4g，鸡内金 10g，川芎 10g。7 剂，水煎服，每日 2 次。

二诊：7 日后复诊，患儿腹胀减轻，食量较前略有增加。调整前方用药，去草豆蔻，加厚朴 10g。继续服 7 剂。

三诊：患儿食欲进一步好转，睡眠佳，大便通畅，舌苔好转。前方去莲子心、麦冬，加茯苓 10g，继服 2 周。回访时诉食

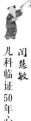

欲增加，饮食恢复正常。

按语：患儿为病毒性肠炎后胃肠功能紊乱，造成津伤，故地图舌，为脾胃阴虚导致厌食。闫慧敏教授以养阴益脾、消食行气之法，消补并举，疗效显著。闫慧敏教授用药多平补脾胃，很少用峻补之品，用药轻清灵活，用量偏小，但疗效很好。对于运脾之法，闫慧敏教授多用芳香行气之药和消食化积之药，以促脾运。

如在本例中，在应用黄精平补脾胃之气阴的同时，又加用草豆蔻、藿香、木香等行气之药。闫慧敏教授非常注重观察小儿情志情绪，如有肝失疏泄、气机失调之表现，则酌加调肝清肝之品，肝脾同调，疏肝理气，健脾和胃，以使肝气疏，脾气运。如患儿肝郁症状明显，肝火旺，脾气急躁，大便干，可多加青黛清肝热、清脏腑郁火、川楝子清肝热、行气滞，调和肝脾，消补并行，运脾和胃，使中焦气机舒畅，脾运胃纳，才能更好地改善患儿不思饮食之症状。同时，从生活起居上，嘱咐家长正确喂养，改善患儿的饮食习惯，以与药物配合。此外，注意不宜过用理气之药，以免过于辛香耗散而伤气。

验案 2

患儿李某，男，7 岁。初诊日期：2018-10-8。

主诉：厌食 4 年余。

现病史：患儿 4 年余前进食海鲜后，出现腹痛、呕吐，伴腹泻，每日 3～5 次，呈稀水便，于当地医院诊断为"急性胃肠炎"，经治 1 周后好转。其后食欲差，食纳较前明显减少，每餐用餐时间长，甚至长达一个多小时，且挑食，喜肉食，蔬菜水果纳入量极少，偶有腹痛无呕吐，大便偏少，平素脾气暴躁，易怒，睡眠不安，体形偏瘦。

四诊摘要：精神尚可，面色黄白，腹软微胀，无压痛、反跳痛及肌紧张，肠鸣音正常，舌红苔微厚腻，脉细数。

中医诊断：厌食（脾虚肝旺）。

西医诊断：功能性消化不良。

辨证分析：本患儿幼儿时因喂养不当，损伤脾胃，脾失运化，纳差，营养欠佳。脾虚易肝旺，故脾气急躁，而出现上述诸症。

治则：运脾化滞，养阴柔肝。

处方：太子参10g，白术10g，炒山药10g，黄精6g，六神曲10g，砂仁4g，木香6g，竹茹5g，钩藤10g，佛手10g，炒谷芽10g，炒稻芽10g，白芍8g，火麻仁10g，炙甘草6g。7剂，水煎服，每次100mL，每日2次。

二诊：服药7剂后，纳食较前好转，寐仍差，大便偏干，舌红苔微厚，脉细。前方加炒莱菔子10g，煎服法同前。继服14剂。

三诊：食纳较前好转，大便正常，夜间睡眠好转。嘱注意饮食适度，避免过食肥甘厚味及生冷水果，生活调护。

按语：本患儿先天不足，复因喂养不当，损伤脾胃，脾胃损伤日久，气血生化乏源，不能养肝柔肝，肝脾不和，则急躁易怒。治疗以运脾化滞为主，养阴柔肝为辅。方中太子参、白术、炒山药、黄精，健运脾胃、益气补中，合用六神曲、砂仁、炒谷芽、炒稻芽、鸡内金及佛手消食化滞、行气助运，加竹茹清热化痰除烦止呕，伍以钩藤、白芍调和肝脾。诸药合用，使脾运得复，脾气得健。

闫慧敏
儿科临证50年心得录

验案 3

患儿武某，女，9 岁。初诊日期：2019-5-18。

主诉：厌食 4 个月。

现病史：患儿于 4 个月前患"重症肺炎支原体肺炎"，住院治疗 20 余天，由于持续高热 10 天，体温高达 40℃，咳嗽剧烈痰多，先后予头孢类、阿奇霉素抗感染，加用激素甲强龙静点，体温恢复正常。重症肺炎治愈后，患儿出现纳食不香，神疲乏力，大便干燥，体重减轻。

四诊摘要：面色萎黄，形体消瘦，神疲乏力，少言，腹软无压痛，未及包块，肠鸣音正常，舌质红，花剥苔，脉沉无力。

中医诊断：厌食（气阴两虚证）。

西医诊断：功能性消化不良。

辨证分析：患儿感染高热，伤及脾胃气阴，气阴两虚，出现以上诸症。

治则：健脾益气，滋阴养胃。

处方：太子参 15g，白术 12g，陈皮 12g，茯苓 12g，生地黄 12g，沙参 12g，麦冬 12g，山药 15g，炒谷芽 15g，炒麦芽 15g，乌梅 10g，砂仁 12g，甘草 6g。14 剂，水煎服，每日 2 次，每次 100mL。

二诊：患儿食欲渐增，但食量仍少，大便秘结，舌淡红，苔白花剥苔较前好转，脉沉有力。前方加郁李仁 10g，火麻仁 10g，润肠通便。继服 7 剂，后患儿面色转红润，食量明显增加，大便正常，每日一行。

按语：患儿久病，病初反复发热，耗气伤液伤阴，气阴不能濡养脾胃，脾胃运化失职，出现厌食。四君子汤健脾益气，闫教授喜用太子参，因其味甘，性微寒，归肺、脾两经，有补气生津作用，温和而无补之过壅之虞。所以用太子参代替党参，与白术、茯苓配伍健脾益气；生地黄、沙参、麦冬、乌梅养胃滋阴；陈皮、砂仁行气运脾化湿，以防过度滋腻，阻滞气机；山药健脾化湿，谷麦芽生发胃气，甘草调和诸药。本例患儿因热邪伤阴，阴液不足，肠道失于濡润，出现便秘，故二诊加予郁李仁、火麻仁润肠通便。

二、泛酸（反流性食管炎）、嗳气呃逆（胆汁反流性胃炎）

1.病机撮要

反流性食管炎是一种常见的食管黏膜损伤性疾病，当酸性胃液或胆汁反流至食管，会引起食管发生糜烂、黏膜炎症及纤维化。胆汁反流性胃炎指由于幽门括约肌功能失调造成含有胆汁、胰液等十二指肠内容物流入胃，使胃黏膜产生炎症、糜烂和出血，胃黏膜的屏障功能减弱，而导致胃黏膜慢性病变，属于中医"泛酸""腹痛"等范畴。闫教授指出"诸呕吐酸，暴注下迫，皆属于热"（《素问·至真要大论》），强调该疾病多由"热"引起。食管上及咽喉，下达胃脘，其态中空，其气主降，故属胃所主，本病病位虽在食管，但其发病之根本在于胃，反流性食管炎的患儿，既往是有胃病基础病史的，胃与脾相表里，胃的功能失司，累及于脾，脾胃乃中焦气机之枢纽，中焦脾胃功能紊乱，则脾失升清，胃失通降，气机失常，胃气上逆，导致胃酸或胃内容物随之逆流，日久致食管黏膜损伤。食管与肝胆、脾胃存在密切联系，故情志不畅、外邪侵袭、脾胃素虚及饮食摄伤均可能引起反流性食管炎。

2. 闫慧敏教授治疗小儿泛酸、嗳气经验

在本病治疗时，闫教授强调本病病位在食管，实与肝、脾、胃有关；情志不畅、饮食伤胃、感受外邪是其主要病因，同时与患儿体质亦有关；主要病理因素有气虚、气滞、湿热、寒湿、瘀血等，各个病理因素之间相互影响。脾主运化水谷，胃主受纳腐熟，脾主升清，胃主降浊，二者功能正常，则人体气机升降正常，阴阳自和，故治疗原则为调和脾胃，使胃降脾升功能恢复，同时，注意调和肝胃，使气机调畅，而达到降逆止酸的功效。

3. 验案拾萃

验案1

患儿，女，7岁。初诊日期：2019-4-1。

主诉：反酸、烧心，伴胃脘疼痛4个月余。

现病史：4个月前过食坚果后出现反酸、烧心，伴胃脘疼痛，性急，发脾气，后自诉腹痛加重，行胃镜检查示反流性食管炎、慢性非萎缩性胃炎伴糜烂，未见病理报告。曾服用奥美拉唑等治疗，症状反复，时轻时重。刻下见：反酸烧心，嗳气频数，胃脘隐痛，口苦咽干，神疲乏力，纳差食少，夜寐欠安，二便尚可。

四诊摘要：形体偏瘦，精神可，面色少华，口唇稍红，腹稍胀，剑突下有压痛。舌质红，苔白厚，脉弦滑。

中医诊断：泛酸（肝郁脾虚，胃失和降）。

西医诊断：反流性食管炎。

辨证分析：本患儿后天饮食不节、情志失调，肝气郁结，横逆犯胃。脾胃功能受损，中气不足，则清阳不升，浊阴不降，浊气居于中焦，导致气机逆乱，胃气乘虚上逆，故在临床多表现为嗳气、吞酸、胃胀、食管及胃有烧灼感、胸闷等症状。结合舌脉，属肝郁脾虚、胃失和降证。

治则：疏肝健脾，和胃降逆。

处方：藿香10g，荔枝核10g，延胡索10g，厚朴9g，炒栀子10g，黄柏10g，鸡内金10g，炒麦芽10g，乌药6g，丹参10g，枳实10g，川楝子10g，佛手10g，茯苓10g。7剂，水煎服，一日两次，每次100mL。

口服中药1周后，诉腹痛好转，烧心减轻，因上学不方便，嘱其自行在药店取药继服1周。

二诊日期：2019-4-15。

患儿自诉稍有口臭，夜间睡眠多梦，腹痛减轻，食欲较前好转，大便正常。舌质略红，苔白略腻，脉滑。用药后症状减轻，治疗有效，但仍有反酸、烧心、腹痛表现，主证未变。

处方：藿香10g，荔枝核10g，延胡索10g，厚朴9g，炒栀子10g，黄柏10g，鸡内金10g，炒麦芽10g，乌药6g，丹参10g，枳实10g，川楝子10g，佛手10g，茯苓10g，远志10g，酸枣仁10g，水煎服，一日两次，每次100mL。继续口服2周后复诊，反酸腹痛明显缓解。

按语：患儿脾胃功能失常，脾失健运，胃失和降，胃气上逆，则攻冲作酸。肝主疏泄，主调畅情志，若肝气郁滞，横逆犯胃，胃气失调，不降反逆，亦作吐酸。若久病入络，瘀阻食管，则可伴见胸部、上腹部疼痛不适等症状。用药注意和胃降

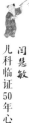

儿科临证50年心得录

闫慧敏

逆，健脾调肝，兼活血通络止痛。

验案 2

患儿，女，13 岁。初诊日期：2022-1-22。

主诉：间断腹痛、嗳气、呃逆 24 天。

现病史：患儿 24 天前生气后出现上腹胀痛，时有嗳气、呃逆，以脐上、脐周疼痛为主，呈持续性，无恶心、呕吐，无反酸、烧心，排稀便 4～5 次，未予特殊诊治。22 天前，患儿腹痛加重，伴轻微腹泻，就诊于当地医院，查血常规大致正常，腹部超声提示腹腔肠系膜区多发淋巴结肿大，建议进食半流食，患儿腹痛好转。3 天前，患儿进食固体食物后，嗳气略有缓解，腹痛较前加重，痛有定处，如针刺，拒按，腹胀，胸胁胀满，情志不畅，身倦乏力，来院就诊，查血尿常规大致正常，急腹症超声未见明显异常。胃镜检查提示胆汁反流性胃炎、幽门螺旋杆菌感染。近期患儿自觉乏力，纳食欠佳，大便稀溏，小便正常。

四诊摘要：腹痛持续，痛有定处，如针刺，拒按，身倦乏力，腹胀，胸胁胀满，食欲不振，大便稀溏，面色淡白，舌淡暗，苔白，脉弦涩。

辅助检查：^{13}C- 尿素呼气试验查 Hp 为 13.6，阳性。胃镜检查示胃窦黏膜充血水肿，呈颗粒样改变，可见胆絮附着，印象为胆汁反流性胃炎。

中医诊断：腹痛（脾虚肝旺，气滞血瘀）。

西医诊断：胆汁反流性胃炎。

辨证分析：小儿脾常不足，或先天禀赋不足，或后天喂养不当，导致脾气亏虚，加之肝失疏泄，肝气郁滞，横逆犯脾，亦可导致脾气虚弱。脾胃是水谷之海，主导全身的营养吸收。气虚运血无力，则致血行瘀滞。气血运行不畅，不通则痛，则腹痛持续，痛有定处，痛如针刺。血瘀导致气滞，则表现为腹胀拒按。气虚不能够推动血液上荣于面部，会出现面色淡白。脾气亏虚，无力运化水谷精微，水湿内停，则表现为身倦乏力，食欲不振，大便稀溏。肝失疏泄，经气郁滞，则胸胁胀满，舌淡暗，苔白，脉弦涩，为气虚血瘀之候。

治则：健脾和胃，柔肝止痛。

处方：党参 10g，茯苓 10g，陈皮 10g，白术 10g，甘草 6g，柴胡 5g，半夏 9g，白芍 10g，当归 10g，香附 10g，丹参 10g，小茴香 6g。水煎服，7 剂，一次 150mL，一日两次。

二诊日期：2022-1-29。

患儿腹痛减轻，时有阵发性腹痛，轻微腹胀，食欲较前增加，大便偏稀，自觉身体沉重，舌淡红，苔白稍厚，脉弦细。患儿血瘀症状较前减轻，仍有脾气亏虚、水湿内停表现，故加强健脾利湿效果，以重建中焦之气。

处方：党参 10g，茯苓 10g，陈皮 10g，白术 10g，甘草 6g，柴胡 5g，半夏 9g，白芍 10g，当归 10g，薏苡仁 15g，枳壳 10g，扁豆 6g。水煎服，7 剂，一日两次，一次 150mL。

按语：一诊方中党参、白术、茯苓、甘草为四君子汤组成，重在健脾益气渗湿，为脾虚的基础方。柴胡、白芍二者配伍一散一收，重在疏肝柔肝，敛阴和营。半夏性辛散温燥，入脾、胃经，取其和胃降逆；陈皮性味辛温，入脾、胃经，善于理气；陈皮、半夏配伍降逆和胃理气。小茴香味辛而性温热，入肝肾而归脾，理气活血，温通血脉。当归、白芍入肝，行瘀活血。

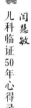

闫慧敏
儿科临证50年心得录

丹参苦能降泄，微寒清热，入心、肝二经血分，具有凉血而不致留瘀，散瘀而不致血液妄行的特点。香附理气解郁止痛，辛能散，苦能降，甘能缓，芳香性平，无寒热偏性，故为理气良药；肝为藏血之脏，气为血之帅，气行则血行，肝气调和则血行通畅，本品通行三焦，尤长于疏肝解郁、理气止痛。诸药合用，共奏健脾疏肝、活血行气止痛之效。

腹痛为小儿常见的临床证候，见于任何年龄和季节。可引起腹痛的疾病众多，因此需详细检查，以免延误病情，尤其对于起病急的患儿，应注意外科急性腹痛的因素。中医方面，主要与腹部中寒、乳食积滞、胃肠热结、脾胃虚寒、瘀血内阻等相关。病位在脾胃、大肠，亦与肝相关。闫教授认为，本病的病机关键在于脾胃、肠腑气滞，不通则痛。年龄较大的患儿，还应注意情志因素，因情志不畅所致肝气不舒，从而出现肝木克脾土，加重病情。治疗上应以调理气机、疏通经脉为主。腹痛证候，常常会出现寒热虚实的相互转化，亦出现虚实夹杂之证，气滞可以导致血瘀，血瘀又可使气机不畅，两者互为因果。治疗上除内治法以外，尚可配合针灸、推拿等外治法，效果更佳。

验案 3

患儿，男，16 岁。

主诉：反复呃逆 2 年余。

现病史：患儿 2 年余前，剧烈运动后出现呃逆，初期有呕吐、恶心，后呕吐缓解，仍反复呃逆，偶有反酸，感觉上腹部有气不能排出，腹胀，呃逆后有所减轻，食欲不佳，神疲乏力，排便不规律，夜间有磨牙，体重下降不明显。刻下症：精神好，形体偏瘦，可闻及频繁呃逆，口中异味，口唇红，上腹部稍胀，轻压痛，舌红苔白，脉弦。

四诊摘要：反复呃逆，形体偏瘦，口中异味，口唇红，上腹部稍胀，轻压痛，舌红苔白，脉弦。

辅助检查：呼气试验阴性，腹部B超、消化道B超未见异常，便常规未见异常，胃镜检查提示浅表性胃炎伴胆汁反流。

中医诊断：呃逆（肝郁犯胃）。

西医诊断：胆汁反流性胃炎。

辨证分析：呃逆是指胃失和降，胃气上逆，致喉间呃呃连声，声短而频，不能自止为主症的病症。本患儿运动劳累后，脾胃受损，胃失和降。肝主疏泄，肝气受损，肝气不舒，影响气机变化，故可见气机上逆，发为呃逆。结合病史，舌脉，属肝郁犯胃证。

治则：和胃舒肝，降逆止呕。

处方：藿香10g，川楝子9g，黄芩10g，佛手10g，厚朴10g，炒栀子10g，柴胡10g，鸡内金10g，炒麦芽10g，炒莱菔子10g，熟大黄3g，芦根15g。水煎服。

二诊日期：2020-4-27。

服药后，患儿呃逆明显减轻，腹胀好转，食欲好转，仍大便偏干，口中异味，但精神状态转佳，舌红苔薄，脉弦。

辨证分析：经过治疗，患儿症状减轻，但病史时间较长，应注意气滞日久，血瘀形成可能，同时应注意扶助正气治疗。因此，在治疗的同时，应酌情予以补虚扶正、活血化瘀之品。

处方：藿香10g，莪术9g，黄芩10g，川楝子9g，佛手10g，厚朴12g，炒栀子10g，柴胡9g，鸡内金10g，炒麦芽

10g，莱菔子 10g，桃仁 6g。水煎服。

按语： 胃居膈下，主通降，以降为和，若胃气失于和降，膈间气机不利，胃气上逆动膈则发生呃逆，此为呃逆的基本病机。然胃之和降，有赖于肝气的调达，心神所主，脾气的健运，肺气的肃降，肾气的摄纳。五脏功能失常，亦会影响胃的和降而致呃逆，痰阻、气滞、血瘀等亦可致胃中气机不畅，上逆致呃，临床应仔细判断、详细辨证。

《景岳全书·呃逆》云："致呃之由，总由气逆。气逆于下，则直冲于上，无气则无呃，无阳亦无呃，此病呃之源，所以必有气也。"因此，呃逆的治疗，总以调畅气机为主。肝主疏泄，主调畅气机，因此，呃逆的治疗，离不开调肝治疗。本患儿治疗过程中，以疏肝行气、健脾运脾为主要治疗原则，后期因病史太久，酌情予少许活血化瘀之品。

三、胃脘痛（幽门螺杆菌相关性胃炎）

小儿胃脘痛是常见症状，属于中医"胃脘痛""厌食""呕吐"等范畴。现代临床研究证实，儿童的慢性腹痛的发生，多伴有呕吐、泛酸、嗳气、厌食等症状，其中40%～59%与Hp感染相关。而大部分成人期的Hp感染是在儿童期获得的，儿童时期是Hp感染的最重要的年龄阶段，故控制儿童Hp感染非常重要，不仅可以减少儿童与Hp相关的胃肠外疾病的发生，也可以有效地减少成人时期消化性溃疡和胃癌的发病率。

1. 病机撷要

闫慧敏教授善于治疗小儿脾胃疾病，开展小儿胃镜检测30

余年，对胃镜下胃黏膜的改变和临床证候、舌脉等宏观辨证的相关性颇有研究。闫慧敏教授曾对 245 例胃脘痛患儿进行胃镜下 Hp 检测，其阳性率达到 63.3%，且患儿年龄越长，感染率越高[55]，在治疗 Hp 相关性胃炎上，闫慧敏教授倡导中药结合西药治疗，即在应用西药"三联"疗法的同时，配合中药治疗，并在"三联"疗程后，继续中药治疗，以提高 Hp 清除率[56-58]。

闫慧敏教授指出，感染 Hp 的患儿，多为脾胃虚弱为本，气机阻滞。病机本虚标实，胃肠滞热为主，兼见虚瘀夹杂。小儿感受外来邪气，易从阳化热，湿热内生，多表现为吞酸、呃逆、口渴多饮、有口气、心烦、面赤唇红、舌红、苔黄厚、脉滑数。胃肠滞热为标，实则亦为本虚标实之证。其胃镜下黏膜多见弥漫性充血明显，以胃窦部及球部改变为著，黏膜粗乱，血管纹理网状显露，呈紫红色，多伴肿胀、糜烂、黏液混浊；溃疡表面覆盖黄苔，其周围黏膜组织急性炎症改变重，触之易出血[59]。辨证分型多为湿热中阻、胃肠滞热型。闫慧敏教授曾经进行过 300 例胃脘痛伴有 Hp 感染患儿的研究，胃肠滞热型占 43.3%。本病的治疗用药应以清化胃肠湿热为主要治则，祛邪为要，同时要顾护脾胃正气，扶正祛邪兼顾，并自拟童幽清方治疗胃肠滞热型的患儿，多选用清热化湿及对 Hp 有抑制作用的药物，方可取得良效。

同时，闫慧敏教授亦指出，部分患儿为脾阳不振、脾胃虚寒、气滞而痛之证，多表现为腹痛喜温喜按，得温痛减，伴纳差、泛酸、嗳气，或兼吐泻、四肢欠温、舌苔薄白、脉沉等，胃镜下黏膜呈淡红色或苍白色，可见散在斑片状充血，血管纹灰蓝色，黏液稀薄；溃疡表面覆盖薄白苔或呈霜斑样，其周围

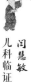

闫慧敏
儿科临证50年心得录

黏膜充血肿胀改变相对较轻，溃疡愈合较慢。此类患儿为脾胃虚弱或虚寒型，治疗要予温胃散寒、行气止痛之剂，如荔枝核、乌药、香橼、佛手等；同时适量选择具有抑菌作用的苦寒之药，温清共用，扶正兼以祛邪。

若患儿腹痛日久，胃脘刺痛或如刀割，痛有定处，按之加重，可有呕血或黑便，舌质紫暗或有瘀点舌质紫暗，脉象涩细，胃镜下黏膜呈现暗红色，可见瘀点或瘀斑，黏膜呈颗粒状或结节状增生，血管网多清晰，色紫暗，黏液灰白或褐色，可伴黏膜肿胀，或糜烂、溃疡伴暗红色出血斑，则为胃络瘀阻之证。这提示其病程日久，此类镜下黏膜表现年长儿多见，而颗粒样结节往往是长期 Hp 感染造成的胃黏膜上皮细胞发生空泡样变性和淋巴滤泡增生有关。此类患儿多有胃络瘀阻症状，治疗时应在扶正健脾、清热化湿杀菌的基础上，加用活血化瘀之品，行气化滞，通络止痛，改善胃黏膜的局部微循环，用药时常理气与活血化瘀药并用，用乳香、莪术、桃仁、郁金、川芎、赤芍等活血行气、散瘀止痛之品。

若患儿脾气急躁，胃痛腹胀，胸胁胀满，嗳气频繁，每因情志变化而胃痛发作，口苦泛酸，舌边红，苔薄白，脉弦。胃镜下黏膜红白相间，以红为主，黏膜皱襞粗乱，胆汁反流，黏液呈黄绿色而混浊，亦可见黏膜充血肿胀，或糜烂、溃疡。此类患儿为肝胃不和型，治疗应注意调畅肝胃气机，肝脾同治，用药应予疏肝和胃、降逆止呕之品，如青黛、川楝子、木香、竹茹、柴胡、延胡索、香附、旋覆花、生赭石等。

如若患儿胃脘隐痛，空腹时痛甚，饥不欲食，口燥咽干，手足心热，大便干燥，舌红少津，苔少或剥脱，脉细数。胃镜下黏膜轻度充血，干燥欠光泽，黏液量少，血管网紫暗，可见糜烂或溃疡，触之易出血，则为胃阴不足、阴血亏虚之证，可酌加当归养血活血，白芍养血柔肝，黄精益气养阴等。

2.闫慧敏教授治疗小儿胃脘痛经验

闫慧敏教授积多年治疗小儿胃脘痛的经验，针对伴有Hp感染的腹痛患儿多表现为湿热型的特点，总结而成童幽清方，治以清化湿热、行气和胃止痛。此方多用于患儿反复胃脘痛，急性发作，疼痛较著，表现为湿热中阻之证。患儿反复胃脘部疼痛，时伴烧灼感，泛酸呃逆，口苦，或有口气，舌质偏红，苔黄厚腻，脉滑或滑数，则可辨证为湿热蕴结于脾胃之证。该证主要病机为湿热蕴结烁胃，肝胃不和，气机阻滞所致。方以青黛咸寒，清热解毒、凉血利湿，解五脏郁火；紫草清热凉血、活血解毒，抗菌消炎；黄连、黄柏共用，苦寒清湿热，泻火燥湿解毒，杀虫抑菌；延胡索辛苦温，温中燥湿，活血理气止痛；厚朴行气消积，燥湿除满，降逆消滞；香附行气解郁、消积止痛，清化湿热兼疏肝理气，和护胃气；虎杖苦平，清热化湿，活血通络，抑菌杀菌；没药味苦、性平，散血祛瘀而止痛；藿香，芳香醒脾，化湿和胃，温中行气。诸药相配，苦寒燥湿，清化湿热，解毒杀菌，芳香理气醒脾以健脾运脾，佐以行气活血、疏肝和胃之品，寒温共用，消补结合，共奏清热化湿、行气消滞、和胃止痛之功效，缓解诸症。现代药理显示[60]黄连、黄柏、虎杖、紫草等均有抑制病原微生物的作用，可有效抑制Hp。

童幽清方加减运用：明确Hp感染、舌苔厚腻、口苦、便干者，酌情加黄柏、败酱草、栀子，加强清热解毒利湿抑菌作用；两胁疼痛、焦虑、肝郁明显者，加用川楝子降逆行气疏肝，郁金清肝热；纳差、乏力、腹胀明显者，酌情加补而不腻之黄精，或白术补益脾气，并加焦山楂、炒谷稻芽、鸡内金等消食健脾；疼痛较重者，可酌加乳香，以活血化瘀止痛；瘀滞明显者，酌加川芎、赤芍等行气活血化瘀；腹胀、喜温怕冷明显者，可加乌药、陈皮、香橼、佛手等温中理气之品。

3. 验案拾萃

患儿，男，11岁。初诊日期：2017-7-3。

主诉：间断上腹痛半年余。

现病史：近半年间断上腹疼痛，时有反酸，进食后腹胀，有口气，偶有呃逆，无呕吐。平时食欲欠佳，大便可，小便偏黄。查 ^{13}C 呼气试验为阳性，经口服抗生素抗感染治疗 2 周，复查 ^{13}C 呼气试验仍为阳性。其父及祖母均患有胃病。

四诊摘要：生长发育正常，营养一般，腹略胀，上腹部轻压痛。舌质淡红，苔黄腻，脉滑。

辅助检查：^{13}C 呼气试验 46.1（＋），Hp-IgG（＋）。

中医诊断：胃痛（湿热中阻）。

西医诊断：Hp 相关性胃炎。

辨证分析：患儿素体脾胃虚弱，感染 Hp 之邪气，从阳化热，湿热内生，困阻中焦，胃肠功能紊乱，而见诸证。

治则：清热化湿，行气消滞，和胃止痛。

处方：童幽清方加减。青黛 3g，紫草 10g，黄连 6g，虎杖 10g，广藿香 10g，木香 6g，草豆蔻 6g，川楝子 10g，延胡索 10g，香附 10g，佛手片 10g，焦山楂 10g，黄精 10g，鸡内金 10g。7 剂。

二诊：患儿腹痛减轻，食欲增加，但仍腹胀，大便偏干，舌苔好转，去焦山楂，加莱菔子、荔枝核各 10g，继服 14 剂。

三诊：患儿诉无明显腹痛，无反酸等不适，食欲增加，仍觉食后腹胀，大便偏干。去广藿香、木香，加赤芍 10g，枳实 6g，继服 14 剂。复查 ^{13}C 呼气试验（－），患儿诸症消除，食欲二便正常。

按语：患儿素体脾胃虚弱，感染 Hp，湿热蕴结于脾胃，且抗生素治疗不理想，遂求助于中药。闫慧敏教授予以童幽清方加减清中平胃。先予黄连、虎杖清热利湿、解毒杀菌；青黛、紫草清热凉血、解毒抑菌；藿香、草豆蔻芳香醒脾、健脾化湿；延胡索、木香、香附行气止痛；佛手、川楝子降逆行气疏肝气；黄精补益脾气；焦山楂、鸡内金消食导滞，促进脾胃运化。复诊时仍诉腹胀，加莱菔子消积除胀，荔枝核温中行气。后期复诊腹胀、便干，加赤芍活血散瘀止痛，枳实消积除满，诸症得除。纵观闫慧敏教授遣方用药，清热化湿，理气止痛，健脾和胃，取得了良好疗效。

小儿胃脘痛是小儿脾系疾病中的常见病症，其病机虚实夹杂，清浊相干，而 Hp 感染为其重要的致病因素。闫慧敏教授在治疗小儿胃痛时，非常重视 Hp 感染的治疗，但又不止于对于 Hp 的治疗，闫教授临证结合胃镜下黏膜微观辨证和宏观辨证，进行辨证分型，并自拟童幽清方，扶正祛邪兼顾，清化湿毒，和胃止痛，遣方用药不过用苦寒之品，注重理气运脾、调肝和胃的同时，还注重活血散瘀，用药独到，疗效卓著。

四、呕吐

呕吐是小儿时期最常见的临床症状之一,《医宗金鉴·幼科杂病心法要诀·吐证门》云:"吐证有三,曰呕,曰吐,曰哕。"《圣济总录·呕吐》云:"呕吐者,胃气上而不下也。"

1. 病机挈要

闫教授认为呕吐的病因繁多复杂,小儿呕吐以乳食积滞、胃中积热、脾胃虚寒、肝气犯胃、跌仆惊恐等多见。病位在胃,涉及脾、肝、胆等多脏腑。虽病因复杂,但不外乎内因及外因,治疗总则为和胃降逆。

2. 闫慧敏教授治疗小儿呕吐经验

治疗小儿呕吐,闫慧敏教授强调首辨虚实,再辨脏腑,依据临床表现灵活加减化裁,实证重在祛邪,虚证重在扶正,虚实夹杂者攻补兼施,辨清呕吐病因进一步遣方立药,归纳起来,其主要治法包括:解表和胃、消食导滞和胃、温化痰饮止呕、清热化湿止呕、疏肝和胃、温中健脾和胃、养阴益胃止呕等。

(1)解表和胃

本法适用于外邪犯胃引起的突然呕吐。临床辨证要点:突然呕吐,起病较急,或有风寒、风热或暑湿之表证。临床以风寒邪气为多见,症见呕吐频繁、吐物清冷、胃脘痞满胀痛、泄泻,可伴有发热恶寒、鼻塞流涕等症。外邪犯胃、浊气上逆为该证基本病理机制,治以疏解表邪、芳香化浊,常用藿香正气散加减,风寒、暑湿犯胃皆可选用。如兼口渴心烦者,可加黄连、佩兰清热烦渴;如属风热犯胃者,可选用银翘散去桔梗以升提，加竹茹、橘皮以清热和胃、理气止呕。

（2）消食导滞和胃

小儿喂养不当、饮食不节等均可导致食滞胃脘而发呕吐。此类患儿症见不思饮食，呕吐嗳腐，脘腹胀满，吐后觉舒，或伴泻下酸臭。伤乳者，治以消乳丸；伤食者，治以保和丸；脾虚者，则不宜单一治以消食导滞，应佐以健脾和胃，常用参苓白术散加减使用。

（3）温化痰饮止呕

此法适用于脾失健运，痰饮内停，胃气上逆而呕吐。此类患儿临床主要表现为呕吐物为清水痰涎，或夹有泡沫，脘闷不食，或心下痞满，或动则喘息，失眠心悸，甚则肠鸣腹泻，胃内有振水音，苔白腻，脉滑。治当温阳化饮，健脾利水。闫教授多以小半夏汤治疗呕吐，常用竹茹，味甘，性微寒，可清热化痰、除烦止呕。竹茹与多数温燥药物相配伍，寒热并用，互相制约，防止温燥过度而伤阴。

（4）清热化湿止呕

本法适合于湿热中阻或痰热内阻之呕吐。痰饮日久，郁而化热，痰热阻滞气机，胃失和降而引起呕吐。此类患儿临床辨证要点：恶心呕吐，头晕目眩，心悸失眠，舌红，苔黄腻，脉滑数。基本病机是痰热互结，壅遏中焦。治法为清热涤痰，降逆止呕。

（5）疏肝和胃

闫教授多次强调反复呕吐的患儿要关注是否为精神因素引起呕吐。本法适用于肝气犯胃之呕吐。七情不和，肝气郁结，横逆犯胃，胃失和降而上逆。此类患儿临床症见：呕吐吞酸，

闫慧敏儿科临证50年心得录

嗳气频作，胸胁满痛，舌红，苔薄黄，脉弦。常选用半夏厚朴汤合左金丸加减。方中厚朴、紫苏理气宽中，半夏、生姜、茯苓降逆和胃止呕，黄连、吴茱萸辛开苦降以止呕逆。兼有便秘者，可加熟大黄、枳实泻火降浊，通腹泄热。诸药同进，共奏疏肝理气、降逆止呕之效。

（6）温中健脾和胃

本法适用于脾阳不足，脾阳虚，寒湿犯胃，脾胃互为表里，胃失和降而呕吐。此类患儿临床症见：朝食暮吐、暮食朝吐，腹痛喜温喜按，畏寒肢冷，精神不振等，劳累后即感眩晕呕吐，饮食稍多即欲呕吐，时作时止，纳差，食入难化，喜暖恶寒，身倦乏力，四肢不温，或见便溏，舌淡，苔白，脉细弱。闫教授常常用茱萸汤或丁萸理中汤等加减使用治疗此类呕吐，临床中取得较好的疗效。

（7）养阴益胃止呕

本法常用于热病后伤及胃阴，或小儿素体脾胃功能薄弱、胃阴亏虚、胃失濡养之呕吐。此类患儿症见干呕，饥而不欲食，烦躁，口渴唇干、舌红津少，脉虚数。治以麦门冬汤加减。方中君药麦门冬重用之，养阴生津，清降虚火，以润肺益胃。臣药人参、甘草益气生津，补中益肺。佐以半夏降逆和胃，开通胃气，祛痰除涎。重用麦门冬少佐半夏（7∶1），则半夏燥性被制而降逆之功存，且麦门冬得半夏则滋而不腻，相反相成。粳米、大枣养胃生津，助君臣补养肺胃，甘草调和诸药。阴伤甚者，闫教授常加石斛、花粉、竹茹等，以加强养阴止呕之功。胃脘灼热而痛者，加白芍、川楝子等。

（8）清热补虚和胃

本法常用于小儿运化力弱，食积停滞，易于化热，同时反复呕吐，伤津耗气，出现脾胃虚弱、气阴不足之证，故临床常表现为虚实夹杂。闫教授常选济生橘皮竹茹汤加赭石治疗此类患儿，紧扣病机，临床疗效良好。赭石的使用计量一般是6～12g不等，临床应注意中病即止，不可攻伐太过伤及本体。

（9）降逆化痰补虚

本法用于胃虚痰阻气逆证。此类患儿症见胃脘痞闷或胀满，按之不痛，频频嗳气，或见纳差、呃逆、恶心，甚或呕吐，舌苔白腻，脉缓或滑。病机为中气已伤，痰涎内生，胃失和降，痰气上逆之故。而胃虚当补、痰浊当化、气逆当降，所以拟化痰降逆、益气补虚之法。闫教授多用旋覆代赭汤以降逆化痰、益气和胃。

3.验案拾萃

验案1

患儿，男，4岁。初诊日期：2019-4-15。

主诉：间断呕吐1个月余。

现病史：患儿近1个月喜食草莓、西瓜等水果。进食过快或进食、水量多后易呕吐，偶有腹痛，食欲尚可，无发热，大便正常，夜睡眠时张口、流涎。

四诊摘要：咽红，心肺检查未见异常，腹软，无压痛及反跳痛。舌质红，苔薄黄，脉数。

中医诊断：呕吐（胃失和降）。

西医诊断：胃肠功能紊乱。

辨证分析：患儿素体脾胃虚寒，过食生冷食物，寒邪犯胃，胃失和降，浊气上逆而出现呕吐。

治则：降气和胃，健脾益气，益胃生津。

处方：太子参15g，赭石8g，法半夏6g，茯苓10g，陈皮6g，竹茹5g，甘草6g，麦冬10g，鲜芦根30g，炒栀子6g，炒山楂10g，生姜3片。7剂，水煎服，每次75mL，每天2次；并嘱调节饮食，忌进食过快过多，少食冷饮。

后随访患儿服药3剂后吐止。

按语：由于小儿生理病理的特殊性，临床中小儿呕吐以热性居多，且有饮食不节及反复呕吐的特点，日久则伤津耗气，加之小儿脾常不足的特点，极易导致脾胃虚弱、气阴不足之证。闫教授强调治疗时既要注意胃中积热，也要兼顾气虚津伤。选方遣药须紧扣病机，因证立法，依法选药，灵活加减化裁，做到法依证立，方从法出。

本患儿之呕吐因胃虚有热，气逆不降所致。胃虚宜补，有热宜清，气逆宜降，故立清补降逆之法。方药病机高度一致。方中选用赭石苦寒清胃、降逆止呕，太子参甘凉，补气生津，二药相伍，清热而不伤正，补虚而不滋腻。陈皮及半夏辛温，行气和胃，降逆止呕。竹茹甘寒，清热安胃以止呕。太子参益气补虚，与陈皮合用，补中有行。鲜芦根、炒栀子清胃中积热，竹茹清热除烦止呕。生姜辛温和胃止呕，与清热药物合用，清中有温。麦冬生津养阴、炒山楂、茯苓健脾益气，甘草助人参益气补中以治胃虚，并调药性，是为佐使药。诸药合用，补胃虚，清胃热，降胃逆，且补而不滞，清而不寒，对于胃虚有热之呃逆干哕及呕吐，最为适宜。兼胃阴不足著者，可加石斛、玉竹、沙参等生津养胃阴；胃热呃逆，气不虚者，可去人参、甘草，加柿蒂降逆止呃。闫教授提示在服药时采用汤剂候凉、少量频服的方法，患儿易于接受，不会引起呕吐，易于药效的发挥。

验案 2

患儿，女，2 岁。初诊日期：2019-8-12。

主诉：间断呕吐 1 个月余。

现病史：患儿 1 个月前因过食冰激凌后出现呕吐，每日 3 ～ 4 次，呈非喷射性，呕吐物为食物及清水，伴腹痛、食纳少，夜寐不安，至当地医院就诊，完善相关检查（立位腹平片、腹部彩超、腹部 CT、脑部 CT，均未见异常）后予口服"磷酸铝凝胶、双歧杆菌、胃肠安丸"等治疗，治疗后呕吐及腹痛有所好转，但食欲仍差。近 1 周加重，呕吐每日 3 ～ 4 次，非喷射性，多为清水痰涎，手足欠温，烦哭不安，腹胀纳差，口气重，大便稀糊，夹有未消化食物。

四诊摘要：神清，精神反应稍弱，心肺未见异常，腹软胀，无压痛、反跳痛及肌紧张，未及包块，肠鸣音正常。舌淡，苔白，脉细弱。

中医诊断：呕吐（脾胃虚寒）。

西医诊断：胃肠功能紊乱。

辨证分析：患儿 2 岁幼儿，脾胃虚寒，又过食生冷食物，喂养失当，而进一步损失脾胃阳气，脾虚胃弱，升降失常，而出现呕吐。

治则：温补脾胃，降逆止呕。

处方：吴茱萸 5g，生姜 3 片，太子参 6g，大枣 2 枚，茯苓 6g，炒白术 10g，陈皮 6g，法半夏 6g，木香 3g，砂仁 3g，黄连

2g，炒麦芽 10g，炙甘草 6g。5 剂，水煎服，每次 50mL，每日 2 次；嘱清淡易消化饮食，忌食零食及生冷水果。

二诊：家长述初诊当日口服 2 次中药后，呕吐止，腹胀好转，食欲及食纳较前好转，二便同前。继服 3 天后未再见呕吐，口气较前减轻，手足渐温，精神较前好转，食纳可，大便较前变稠呈黄色软便，每日 1～2 次，小便调。效不更方，继服 7 天。

按语： 患儿先天禀赋不足，脾常不足，平素嗜食生冷水果，冷积中脘，脾胃虚寒，不能消化腐熟水谷，不能输布水液，则内生痰饮，停于胃中，饮邪上逆而呕吐。饮停于胃，浊气上逆，上熏于口，口气酸臭。脾胃虚寒，阳气不足，失于温煦，则见手足不温、完谷不化、不思饮食等虚寒之象。方用吴茱萸汤加减，吴茱萸辛散苦泄，性热祛寒，善于散寒止痛，降逆止呕；生姜乃呕家圣药，取其温胃散寒、降逆止呕之功。正如《医方论》有云"吴茱萸辛烈善降，得姜之温通，用以破除阴气有余矣"，二药配伍，共奏温阳散寒止呕之功。太子参与大枣并用，补益中气，再和四君子汤之茯苓、白术、甘草，更添健补脾胃之功。陈皮、半夏、木香、砂仁行气化痰，再加黄连，防温燥太过，寒热并用，泻火以止呕。炒麦芽消食行气，健脾和胃。全方诸药配合使温补脾胃，温化痰饮。脾运得复，水谷运化，津液输布，痰饮温化则呕吐立止，食纳增加，口气减，精神好转。辨证准确，遣方用药得当，故诸症向愈。闫教授提示患儿脾胃虚寒证非短期形成，若停药过早极易反复发作，迁延不愈，故效不更方，继予原方治疗。

五、便秘

1. 病机挈要

便秘是指大便秘结不通，排便次数减少或间隔时间延长，或便意频而大便艰涩排出困难的病症。功能性便秘占儿童便秘的 90% 以上[61]。闫慧敏教授在诊治儿童便秘方面有着非常丰富的经验，指出便秘病位在大肠，涉及脾、胃、肝等脏腑。临证时，首先要明确病因，主要考虑以下 4 方面因素。①饮食因素：添加辅食不恰当，纤维素缺乏，或对奶制品过敏或不耐受，饮食结构异常导致便秘。②心理因素：闫慧敏教授认为，不良情绪与便秘可相辅相成，互为因果，相互影响。部分患儿心理行为发育异常，如抽动障碍、孤独症谱系障碍、注意缺陷与多动障碍等，均可出现便秘表现，也往往因便秘而加重病情，促进病情发展。③环境因素：部分患儿会因为环境因素的改变导致排便习惯的改变，造成排便不规律，排便障碍。④其他因素：临证应注意除外肠道发育畸形、内分泌代谢障碍、药物因素或其他可以对患儿排便造成影响的全身性疾病。因此，闫慧敏教授在遇到便秘患儿时，往往仔细问询患儿的生活习惯、生活环境、心理状态等。

2. 闫慧敏教授治疗小儿便秘经验

闫教授强调，中药对于功能性便秘的治疗具有明显的优势，但临床应根据寒、热、虚、实辨证用药，六腑"传化而不藏"，故治便秘贵乎在运，以润肠通便为基本原则。而小儿胃肠功能发育不完善，稚阴稚阳之体，脾胃常虚，便秘多为虚实夹杂，

闫慧敏
儿科临证50年心得录

实证多为饮食积滞、燥热内结及气机阻滞，虚证多因气血亏虚、肠失濡养、传导乏力所致饮食积滞、燥热伤阴、气机郁滞、肺脾气虚和血虚不荣；治疗时亦要通腑祛邪与固本扶正兼顾，用药时需注意表里同治、肝脾同调、健脾行气，同时需兼顾消积化滞、增液润燥、疏肝健脾、益肾补气等法，并需注意攻伐不可过，以免损伤正气，方可使患儿脾胃运化功能恢复，肠腑通畅，取得满意疗效[62]。

闫慧敏教授认为顽固性便秘病程长，多以功能失常为主，病情迁延难治，易反复发作，患儿肠燥津亏，大肠长期有粪便残留，阻滞不通，久病入络，久瘀入络，大肠络脉瘀滞不通，络脉不通则津液不能输布，气血津液不能正常运行，进一步加重大肠传导失常，造成恶性循环，其病机与络病相符，可基于络病理论论治。闫慧敏教授针对顽固性便秘患儿"瘀""虚""燥"的病理特点，治疗以活血润燥通络、健脾运化津液为法，瘀、虚、燥并治，在实际用药加减时，应注意不可过用理气消滞之药以免耗气伤津，不可过用滋腻之药以免阻碍气机。

3. 验案拾萃

验案 1

患儿，女，5 岁。初诊日期：2019-9-21。

主诉：便秘半年余。

现病史：便秘半年余，大便 3 ～ 4 日一行，质干结，食欲欠佳，时有腹胀、呃逆，偶有腹痛，手足心热，无呕吐，舌红，苔少，脉弦。

中医诊断：便秘（气机失调，阴虚便秘）。

西医诊断：便秘。

辨证分析：患儿脾胃素虚，气滞便秘，日久肠腑积热，耗损阴津，故有阴虚内热之象，属于气秘兼有阴虚之证。

治则：调气导滞，滋阴通便。

处方：五磨饮子合增液汤加减。乌药 6g，玄参 6g，熟大黄 4g，青皮 6g，枳壳 6g，麦冬 9g，槟榔 6g，木香 6g，郁金 6g，生地黄 9g，鸡内金 10g，茯苓 9g。7 剂，水煎服，每日 2 次。

二诊：1 周后复诊，家长诉患儿大便情况好转，排便周期缩短，大便 2 日一次，性状好转，腹胀减轻，食欲较前增加。守方续服 7 剂。

三诊：复诊诉大便 1～2 日一次，食欲可，大便质软。前方去熟大黄、槟榔、柴胡，加枳实 6g，继服 2 周巩固，后随诊家长诉患儿纳食好，大便 1～2 日一行。

按语：患儿属气秘兼有阴虚之证，方中玄参、生地黄、麦冬甘寒润肠，青皮、枳壳、槟榔、木香、乌药、郁金等行气导滞，降逆消胀。茯苓健脾，鸡内金消食导滞。

闫慧敏教授治疗小儿便秘，强调扶正健脾贵在运，以运脾、健脾行气之药促脾气充盛，促进胃肠的蠕动、津液的濡润。闫教授运用通腑祛邪法时择药较为缓和，多为熟大黄、枳壳等，且用量较轻，注重中病即止。同时，注重扶护脾胃正气，标本兼治，虚实兼顾，通腑润肠，再加以消积化滞，适量加用消导之品，促胃肠蠕动，加强吸收。闫教授治以运脾扶正，兼以消导祛邪，共奏疗效，闫教授不主张长时间应用缓泻剂和开塞露等西药，以免伤害小儿胃肠功能。

在运用药物治疗的同时，闫慧敏教授多嘱咐家长训练患儿正确的排便习惯，饮食均衡合理，增加饮水量，增加运动，并可以配合局部按摩、脐贴等外治方法，内外治法兼用。同时，闫慧敏教授仍强调首先辨病，注意鉴别诊断，对于长期严重便秘或药物治疗无效的患儿，应注意完善腹部影像学检查等，除外先天性巨结肠等胃肠器质性病变。还有一部分患儿因经常便秘可引起坚硬的便块形成，导致直肠扩张，或粪块嵌塞，最后因液体绕过粪块流出而致大便失禁，易被误诊为腹泻，注意临床鉴别。

验案 2

患儿，男，7 岁。初诊日期：2018-3-16。

主诉：便秘 1 年余。

现病史：患儿 1 年余来大便干结，3～4 日一行，干球样大便，排便时伴烦躁、哭闹，不敢用力。平素食欲好，喜食冷饮、肉食，进食青菜较少，偶有口臭。间断腹痛，可自行缓解。夜间手足心热，睡眠不实，易辗转。平素性急，任性。

四诊摘要：神清，形体稍胖，呼吸平稳，面色少华，口唇红，咽稍充血，扁桃体Ⅰ度肿大，舌红苔黄，脉弦数。

中医诊断：便秘（肝郁脾虚）。

西医诊断：功能性便秘。

辨证分析：患儿平素偏食，喜甜腻之食，胃肠积滞，热蕴中焦，脾虚肝旺，而出现便秘诸症。

治法：疏肝健脾，行气导滞。

处方：广藿香 10g，荔枝核 10g，延胡索 10g，香附 10g，厚朴 9g，木香 6g，莪术 9g，川楝子 9g，枳实 10g，熟大黄 4g，黄精 10g，鸡内金 10g，生山楂 10g，生麦芽 15g。14 剂，水煎服，日二服；同时叮嘱患儿规律排便，养成良好习惯，忌食生冷、油腻，少食寒凉水果。

二诊：患儿服药2周后，大便逐渐变软，1～2日一行，排便逐渐成习惯，恐惧感减轻，排便时无明显哭闹表现。平素食欲正常，夜间手足心热减轻，精神较前好转，睡眠质量较前好转。闫慧敏教授认为患儿症状减轻，治疗有效，肝郁脾虚证好转，继续守方治疗2周。

经过治疗，随访患儿大便逐渐好转，1～2日排便一次，排便较为顺畅，家长满意。

按语： 本患儿证属肝郁脾虚，虚实夹杂。闫慧敏教授的处方中，广藿香芳香化湿，为醒脾要药，闫慧敏教授最喜在脾胃病中应用广藿香以醒脾和胃，再结合生麦芽，加强胃肠功能调节作用。患儿肝郁气滞，故予荔枝核、延胡索、香附、木香等药疏肝行气，促进浊阴下行。同时大剂量应用生麦芽既可疏肝，又能健脾，一药多用，且为食疗药物，非常适合儿童应用。厚朴、枳实、熟大黄，取承气汤之意，荡涤肠胃。患儿存在食积表现，加用山楂、鸡内金消食。同时酌情加用黄精，益气养阴，防止药邪伤正。众药合用，终而通过疏肝健脾、醒脾和胃导滞，令大便恢复正常。

验案3

患儿，男，4岁5个月。初诊日期：2019-6-11。

主诉：便秘2年余。

现病史：患儿2年余前出现便秘症状，大便4～5日一次，经中西医治疗欠佳，现大便7日一次，呈球状，排便费力，纳差，多汗。

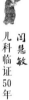

四诊摘要：精神好，面色白，无皮疹，舌淡胖，苔薄白，脉弦。

中医诊断：便秘（气虚血瘀，肠燥便秘）。

西医诊断：功能性便秘。

辨证分析：患儿便秘时间长，日久脾胃气机阻滞，中焦气血运行不畅，气阴不足，津少血瘀，大肠失于濡润，而出现便秘症状。

治则：益气活血，润肠通便。

处方：黄芪6g，白术6g，茯苓12g，炙甘草3g，青皮6g，陈皮6g，枳壳10g，火麻仁10g，当归10g，桃仁6g，厚朴6g。7剂，口服，一日2次。

二诊：患儿大便性状明显改善，1～2日一次，舌淡胖，苔薄白，脉弦滑，以初诊处方去青皮，加生地黄10g，继服7剂。

三诊：患儿大便1～2日一次，性状可，排便不费力，纳食可，舌淡胖，苔薄白，脉弦，再服二诊方7剂。停药后随访6个月，患儿病情无反复。

按语： 顽固性便秘多病程长，为难治的儿童消化疾病。现代中医对小儿功能性便秘的辨证总纲一般分为虚秘、实秘，根据不同证候采用不同方法，治疗通常围绕润肠通便展开。对于病久难治的便秘患儿，依照传统方法辨证论治，起效慢，易反复。闫慧敏教授从络病理论出发，依据"久病血伤入络"，认为便秘虽病因各有不同，但总为气血运行不畅，津少大肠失于濡润所致，燥屎长时间停留于肠道，肠络不通，大肠气滞血瘀，肠络痹阻又进一步加剧其成因，循环无端，以致疾病缠绵难愈，其病机核心在于肠络不通、气血瘀滞、津液不足，治疗以祛瘀通络为原则。闫慧敏教授认为临床中符合顽固性便秘者，即便未表现出明显瘀血征象，亦可审病求因，用药时配以祛瘀通络之品，使瘀血去新血生，络脉通畅，津液得布，肠道濡荣，大便通畅。本类患儿多久病正虚，气血津液不足，不宜过予辛温燥烈药物，应选用辛润通络之品，如当归、桃仁、火麻仁等，同时要注意运脾生津，不宜过予攻伐峻泻药物，慎重应用大黄、番泻叶等药物，以免耗气伤阴。

六、口气

口气为口中出气臭秽，往往影响孩子的心理发育，严重患儿可出现焦虑、自卑、紧张等表现，也会影响孩子的社交，不利于孩子的心理健康。因此，闫慧敏教授称之为需要及时治疗的"小毛病"。

现代研究表明，口臭的原因主要分为口腔源性的、非口腔源性的和精神性的因素三种类型。根据闫慧敏教授的临床观察，很多患儿的口臭以非口腔源性的多见，往往与全身系统性疾病有一定关系，如消化功能、肝功能、肾脏功能、内分泌功能紊乱有关。现代医学治疗上常采用针对病因的治疗，而中医治疗以辨证施治为主要原则[63]。

1. 病机挈要

中医学中口中异味包括口甜、口苦、口酸、口咸等，中医五脏 – 五味理论提示口中异味是脏腑之气失和的外在表现，《素问·宣明五气》记载："五味所入：酸入肝，辛入肺，苦入心，咸入肾，甘入脾。"在临证过程中，闫慧敏教授也是紧抓引起口

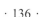

臭的病因病机，辨证论治，获得很好疗效。

闫教授认为口臭非独胃也，应兼顾他脏辨证治疗。传统观念认为，口臭的病因，尤其是儿童口臭，多责之于饮食积滞、蕴热于胃肠，浊气上逆所致。现代研究也发现胃部病变与口臭的密切联系，如 Hp 感染与口臭存在极强的相关性，是引起口臭的主要因素[63]，因此，和胃降逆、清利胃肠积滞，成为治疗口臭的主要原则。同时，闫慧敏教授指出巢元方在《诸病源候论·口臭候》述"口，五脏六腑不，气上胸膈"，口臭的发生非独胃也。因此在临床过程中，还要兼顾其他脏腑功能的异常，予以辨证治疗。

2.闫慧敏教授治疗小儿口气经验

闫慧敏教授提出，肺、胃的门户在口，与脾气相通；同时口中舌与心气相通，与肾脉相连，如果肺、脾胃、心、肾等发生病变，在出现其他症状的同时，还会导致口中异味出现。闫慧敏教授总结临床常见引起的口臭证型，主要为痰热内扰、食积胃肠、心火上炎、阴虚火旺等。

（1）痰热内扰证

这部分患儿主要存在肺系疾病，如过敏性鼻炎、扁桃体炎、传染性单核细胞增多症、支气管炎、肺炎等，常常伴有鼻塞、浊涕、咳吐浓痰或腥臭痰、口中浊气等表现，部分患儿还可伴有胸闷、胸痛。由于气道与口相连，无论鼻部、咽喉、还是气管等病变，均可导致浊气堵塞气道，浊气不降，呼出即为异味。因此，治疗宜宣肺化痰、清热降浊，方用宜银翘散加减，重者也可予千金苇茎汤治疗，治疗中重用芦根以清肺胃蕴热，效果良好，大剂量的芦根也可使药液清香，利于小年龄段的患儿服用。

（2）食积胃肠证

这部分患儿往往存在饮食积滞，或饮食不节，或脾失健运，导致饮食不能及时消化吸收，积聚于胃肠，时间日久，聚而化热，胃肠炽热，可见嗳腐、吞酸、口臭明显、大便干结、腹痛、腹胀、舌苔厚腻等表现。这部分患儿往往以便秘为更突出的表现，往往在四诊摘要或者在问诊中得到患儿口臭的信息。对于这部分患儿，治疗宜消食导滞、降逆泄浊，方予保和丸或加味保和丸加减治疗，也可予健胃消食片或健胃消食口服液等中成药治疗，待患儿大便通畅，舌苔恢复正常后，口臭即可缓解。

（3）心火上炎证

这部分患儿往往口舌生疮，伴口苦、性急，部分患儿可有发热或心烦易怒、小便短赤等表现，舌尖红，脉弦数。临床上，属于心火上炎证的疱疹性咽峡炎或手足口病患儿，往往伴有口臭、口中异味，治疗宜清热凉血、清心除烦，处方可予凉膈散或导赤散加减治疗。

（4）阴虚火旺证

这部分患儿往往处在久病之后或热病后期，邪去大半，正气未复，津液耗伤，出现反复口疮（色淡）、盗汗、潮热、失眠、心烦、手足心热、腰膝酸软、耳鸣等表现，常伴口中异味及口臭表现，治疗予滋阴清热、交通心肾，方予六味地黄丸加减治疗。

3.验案拾萃

患儿，男，7岁。初诊日期：2021-10-21。

主诉：口臭1年余。

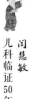

现病史：患儿1年余来，反复出现口臭，晨起明显，偶有干呕，稍口干，时有口苦，急躁，无反酸烧心，偶有呃逆，无腹痛腹胀，无恶心呕吐，食欲一般，大便干。曾查呼气试验阴性，曾予小儿康颗粒、健胃消食片等口服，效果欠佳。

四诊摘要：形体消瘦，未见皮疹，鼻根稍青，口唇红，心肺未见异常，腹软，稍胀，无压痛，肝脾不大，舌红苔黄厚腻，脉滑。

中医诊断：口臭（食积胃肠，湿热内蕴）。

西医诊断：功能性消化不良。

辨证分析：该患儿自诉时有口苦，性急，实为肝郁不得升发，气机失常，影响胃之和降，胃肠积滞，气滞中焦，久而化热，湿热内蕴，熏蒸于上而见口臭。

治则：清热化湿，消食导滞。

处方：藿香15g，佩兰10g，黄连3g，莲子心4g，生麦芽15g，败酱草10g，厚朴10g，枳实10g，莪术9g，白术10g，鸡内金10g，山楂10g。7剂，水煎服，日二服；同时嘱咐患儿清淡饮食，禁生冷、辛辣刺激食物，作息规律。

二诊：患儿口服7剂中药后，感觉口臭减轻，食欲好转，夜间睡眠好转，因学业繁忙，未及时就诊，继续原方治疗，大便仍稍干，间断腹痛。闫慧敏教授认为经治疗，湿热好转，病标好转，但病本未除，应继续健脾运脾，促进脾胃功能恢复。原方去败酱草、厚朴、枳实、莪术、鸡内金、山楂，加用陈皮10g，茯苓10g，炒栀子9g，丹参10g，白扁豆10g，山药15g，炒薏苡仁15g，加强理气健脾、燥湿利水的功效，口服2周。电话随访，患儿口臭缓解，大便正常，消化道症状缓解，未再腹痛。

按语:《医学入门》载:"口臭者,胃热也。"闫慧敏教授治疗口臭常以芳香化浊、清热除湿治之,且注重舌苔变化,因心开窍于舌,健脾清胃火的同时常兼顾去心火,心火盛,苔垢秽浊上泛,则口臭。因此,在处方中,闫慧敏教授重用佩兰、藿香,二者均为清和芳香之品,清和便能化浊,芳香则可除秽,二药专入脾、胃二经,凡胃中陈腐之物,皆能荡涤散之,合用则化湿辟秽之力卓著。生麦芽疏肝解郁;黄连苦寒直折,清热泻火。再加以健脾消食之品,以求病情缓解。闫慧敏教授强调,在儿科临床工作中,小儿有口中异味非常常见,本病案即是"本虚标实"的案例,既有脾胃不调的基础,又有胃肠积滞的表现。因此治疗中,要清热化湿、健脾扶正、调畅气机,并配合消食导滞之品,最终扶正祛邪,促进病情恢复。

七、泄泻(腹泻病)

1. 病机挈要

小儿腹泻病属于中医"泄泻"范畴,临床以大便次数增多、粪质稀薄或水样为主症。闫教授指出,胃主受纳腐熟水谷,脾主运化水谷水湿,各种因素致脾胃运化失健,水谷不化,精微不布,水反为湿,谷反为滞,传导失职,升降失常,并走大肠,而发生泄泻。病位在中焦脾胃,可涉及肠道、肝和肾。病因主要为外感风、寒、热、暑、湿及饮食内伤、感受惊恐,病机则有脾胃虚弱、脾胃虚寒、水湿困脾、饮食积滞和肝木乘脾之不同[64]。

2.闫慧敏教授治疗小儿泄泻经验

（1）病本于脾，兼顾他脏

闫教授反复强调小儿的脾胃为后天之本，脾胃为五脏之本。飧泄、饮食不化为脾虚常见之证。久泄在于脾气先伤，迁延不愈，脾失温煦，阳气不足，由脾气虚而发展至脾阳虚，脾阳久虚则损及肾阳，肾阳亦不振；脾胃虚弱，土虚木乘，横逆乘脾，运化失常，亦成泄泻。闫教授强调，小儿腹泻病虽病因纷繁复杂，泄泻之本在于脾，脾虚脾困则脾失健运，脾不升清，胃失和降，中焦气机失衡，病变脏腑也涉及大肠、肾及肝。

（2）固本为要，调中运脾为法

闫教授认为小儿脾胃本自薄弱，纯补滋腻则易于壅阻而阻滞脾运，因此固本调和脾胃、扶助运化的运脾法在儿科尤为重要。"重在调，不在补""调中运脾"是治疗脾胃疾病的重要方法。闫教授在长期临床实践中，对于运脾法有可分为化湿运脾法、消积运脾法、温阳运脾法。用药或用干姜、肉桂等温药以温脾复运；或用白术、法半夏、苍术、砂仁、陈皮、草豆蔻等行气燥湿以运脾；或用茯苓、泽泻、猪苓、车前子等利湿以使脾运；或用藿香、薄荷等芳香之品以化湿醒湿；或用柴胡、防风等升阳胜湿，其皆在于恢复脾运之功。

（3）谨守病机，从湿论治

闫教授认为泄泻，以脾为主脏，湿滞为主因。湿也是主要的病理产物。脾虚湿盛是导致泄泻发生的病机关键。湿为阴邪，最伤阳气，湿性黏腻，难于祛除，因此治疗时应针对湿邪。化湿之法：一为燥湿，使湿浊内消，常用药如苍术、佩兰、藿香、白豆蔻等，其中苍术一味，功专入脾，燥湿宽中，其性走而不守，尤属要药。二为淡渗利湿，使湿从下泄，如五苓散、六一散，常用药如茯苓、车前子、泽泻、山药、滑石等。若湿蕴化热，可配伍黄芩、青蒿、生薏仁、茵陈等药。

（4）虚实夹杂，注意变证

小儿感邪后易虚易实，易寒易热，多虚实夹杂，寒热错杂。因此在固本运脾的基础上，根据不同兼夹证，当随证而施治。急性泄泻者，以湿盛较为明显，治以运脾祛湿并用，再依寒湿、湿热的不同，分别采用温化寒湿与清化湿热之法。兼夹表邪、暑邪者，又应分别佐以疏表、清暑之剂。伤食积滞者，常用消导之法去积滞。慢性泄泻者，以脾虚为突出表现，当固本运脾为主，辅以祛湿，如若土虚木乘，横逆乘脾，则以疏肝运脾为则。久泻肾虚者，需补肾健脾等。同时还应注意急性泄泻不可骤用补涩，以免闭留邪气；慢性泄泻不可分利太过，以防耗其津气；清热不可过用苦寒，以免损伤脾阳。由于泻下无度，可出现伤阳伤阴之变证，此时可能危及生命，应及时予酸甘化阴之连梅汤，并补充足够的水分[65]。

3.验案拾萃

验案1

患儿，男，5岁。初诊日期：2018-4-17。

主诉：呕吐伴腹泻2天。

现病史：2天前患儿开始出现呕吐，逐渐加重，伴腹泻10余次，来势较急，大便质稀、色黄，夹有泡沫，气味臭，蛋花汤样，呕吐物见清淡灰白色液体，伴发热，体温最高38℃，口服思密达无效。口渴，饮水少，食欲欠佳。精神欠佳，纳差，舌红、苔黄腻，脉滑数。患儿自发病以来，神清，精神弱，睡

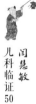

闫慧敏
儿科临证50年心得录

眠欠佳，体重减轻 0.5kg。

四诊摘要：神清，皮肤稍干，眼窝无凹陷，口唇干，腹软，稍胀，无压痛、反跳痛，四肢温。肛周鲜红。舌红干燥，苔薄，脉细。

辅助检查：大便常规示脂肪球（+），红细胞（-），白细胞（-），轮状病毒抗原检测（+）。血常规示白细胞计数 10×10^9/L。

中医诊断：小儿泄泻（湿热内蕴）。

西医诊断：轮状病毒肠炎。

辨证分析：本病发生季节值秋末冬初，气候转凉，小儿在"脾常不足"的基础上，复感外邪，致脾胃受伤，水反为湿，谷反为滞，合污而下致泄泻作矣，此其病理基础。患儿多素蕴湿热，夹宿食，湿热内蕴，最终导致腹泻呕吐发生。

治则：清利湿热，运脾化湿。

处方：藿香叶 6g，紫苏叶 4g，葛根 15g，黄芩 9g，黄连3g，木香 6g，苍术 6g，滑石 10g，山药 15g。3 剂，水煎服，一日两次，每次 50mL；嘱其清淡饮食，观察大便及尿量情况。

二诊日期：2018-4-24。

患儿体温降至正常，呕吐缓解，腹泻好转，目前大便每日3～4 次，稀糊状，食欲好转。湿热已除大半，脾虚欠运，故重点健脾利湿，兼以清热。

处方：陈皮 9g，太子参 9g，茯苓 9g，炒白术 9g，黄芩6g，葛根 9g，山药 15g，藿香 6g。继服 1 周，未再吐泻，食欲恢复，大便正常。

按语：闫慧敏教授认为本例泄泻患儿感受外邪，伤及脾胃，导致水反为湿，谷反为滞，进而致病。小儿"脾常不足"易于夹滞夹湿，寒凉季节受疫毒之邪与脾胃湿浊相夹，滞于大肠，运化失常，清浊不分，升降不利，发为吐泻，为湿热兼滞泻，故治疗以葛根芩连汤加减。方中紫苏叶、藿香叶疏散风寒，化湿浊助脾醒胃；苍术燥脾胃之湿浊，又是健脾燥湿之要药；木香调气醒脾；山药健脾，滑石、葛根、黄芩、黄连清热利湿。治疗方面以健脾利湿为基础，有热象可以加清热祛湿药物，有寒象可以加温胃散寒药物，共奏止呕止泻之功。同时合理饮食尤其重要，应以富有营养、易消化的食物为主，忌肥甘厚味，生冷瓜果，勿过饱过饥。

验案 2

患儿，女，2 岁 2 个月。初诊时间：2014-8-2。

主诉：发热呕吐 2 天，腹泻 1 天。

现病史：2 天无明显诱因出现发热，体温最高 38.9℃，伴呕吐，每日 2～3 次，大便正常，尿量正常。自服"布洛芬"治疗，治疗后未见好转。1 天前发热、呕吐较前好转，出现腹泻，每日大便 7～8 次，呈稀水便，尿量减少，自服思密达治疗，未见明显好转。大便常规脂肪球阳性，轮状病毒抗原阴性。

四诊摘要：口唇微干，腹软不胀，无压痛、反跳痛及肌紧张，肠鸣音活跃，每分钟 7～8 次。舌红，苔黄厚腻，脉滑数。

中医诊断：泄泻（中焦湿热）。

西医诊断：小儿腹泻病。

辨证分析：患儿感染后脾虚，清气不升，湿阻中焦与热邪相结，湿热之邪阻碍脾胃气机，影响水谷精微代谢吸收，出现泄泻。

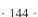

治法：清热利湿，健脾止泻。

处方：藿香 9g，木香 2g，赤石脂 10g，伏龙肝 10g，肉豆蔻 6g，黄连 3g，车前子 6g，黄芩 6g，败酱草 9g，茯苓 9g，生姜 3 片。

方中加用生姜 3 片有降逆止呕的作用，鲜品效果较好。患儿服药 7 剂后，腹泻明显好转，大便每日 1～2 次，呈糊状，食纳较前好转。

按语： 患儿泄泻本虚标实，为湿热困脾之证，故治以清热利湿、健脾止泻。君药藿香与木香，藿香芳香行散，化湿止呕，除脾热而不伤胃；木香气芳香而辛散温通，擅长调中宣滞，行气止痛；二药合用，芳香开胃，醒脾增食。儿童为稚阴稚阳之体，过于温热则易化火生风。方中肉豆蔻温而不燥，不仅温煦脾胃，还兼有行气涩肠之功；茯苓既利水渗湿，又健脾和胃，恢复脾胃运化之职；赤石脂性温味酸涩，入胃、大肠经，可涩肠止血、收敛生肌，现代研究认为，赤石脂为硅酸盐类矿物多水高岭石，主要含水硅酸铝，可以吸附肠道内的发酵产物和炎症渗出物，对消化道黏膜具有很强的覆盖能力和保护作用；黄连清热燥湿。四药一温一清，一运一涩，相互配合，标本兼顾，攻补兼施。丁香温中散寒，下气降逆，温肾助阳，入胃可温中散寒降逆，其形状如钉，有散寒行窜之功，香气浓郁，有辟秽化浊之力。黄芩、败酱草清热利湿解毒。伏龙肝固肠止泻。车前子分利小便，已达利小便以实大便之功。加减运用：形体瘦弱，面色少华，纳差者，加砂仁健脾利湿化滞；食纳少者，加山药、芡实，山药健脾，芡实甘平补脾，兼可祛湿，涩能收敛。

验案 3

患儿，男，1岁。初诊日期：2017-8-21。

主诉：腹泻 2 个月。

现病史：患儿 2 个月前出现腹泻，每日 5～6 次，呈稀水便，先后服用抗生素、微生态制剂、中成药及多次输液治疗，效果不明显。诊时仍大便稀薄，时为水样便，每日 5～6 次，时轻时重，偶有呕吐，食欲欠佳，夜卧不安。

四诊摘要：精神欠佳，面色少华，皮肤弹性尚可，无明显脱水征，心肺无异常，腹软，无压痛，肠鸣音稍活跃，肝脾无肿大，舌质淡红，苔白，指纹红。

辅助检查：大便常规示脂肪球（＋），高倍镜下白细胞 0～2 个。

中医诊断：泄泻（脾胃虚弱，清阳不升）。

西医诊断：迁延性腹泻。

辨证分析：患儿脾虚胃弱，腹泻迁延日久，进一步伤及脾胃阳气，清阳不升，水谷不化，而致使泄泻持续不缓解。

治则：健脾益气，涩肠止泻。

处方：肉豆蔻 6g，藿香 10g，赤石脂 9g，茯苓 9g，伏龙肝 9g，芡实 9g，石榴皮 9g。7 剂，水煎服，每次 50mL，每日 2 次。

二诊：1 周后患儿大便性状好转，时为软便，次数减少至每日 2～4 次，精神、食欲均较前改善，继服前方去伏龙肝，加白术 6g 以增强健脾之力。

三诊：1 周后患儿大便基本正常，每日 1～2 次，精神食欲明显好转，睡眠安稳。嘱注意饮食调理避免过食生冷水果。

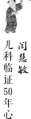

按语：泄泻的主要病机是湿盛，病位在脾。脾为湿土，喜燥恶湿，湿盛则伤脾，脾伤则作泻；湿性滞腻，脾胃受阻则中气不得舒畅。腹泻日久，脾胃虚弱，清阳不升，运化失职。方中肉豆蔻温而不燥，不仅能温煦脾胃，而且兼有行气涩肠之功，故用为君药。藿香辛温，入脾、胃、肺经，具有化湿和中、醒脾开胃之功效，其"芳香化湿而悦脾"故为臣药。赤石脂性温味酸涩，入胃、大肠经，涩肠止血、收敛生肌，用治胃肠黏膜损伤之久泻久痢。中药成分分析赤石脂为水化硅酸铝，其性状及成分与西药思密达极相似，对消化道黏膜具有很强的覆盖能力和保护作用，故用为佐药。以上三者，一温一醒一涩，相互配合。茯苓既利水渗湿，又健脾利胃，益气养血。芡实性平，归脾、肾经，有很强的收涩作用，可健脾利胃，益气养血。伏龙肝性微温，归脾、胃经，具温中止血、止呕止泻之功，恢复脾胃运化，故用为使药。石榴皮性温味酸涩，入大肠经，涩肠止泻，现代药理研究石榴皮对多种细菌有杀菌抑制作用。全方标本兼顾，攻补兼施，疏收并用，故效果更明显。

第三节　心肝系疾病

一、胆石症

1. 病机撷要

胆石症，又称胆囊结石，其成分由胆固醇、胆红素、钙盐及混合型结石等所组成，病因往往和胆道发育障碍、胆汁酸代谢异常、感染、溶血、肠道病变、不合理控制饮食、内分泌代谢紊乱或异常有关系，以及遗传因素的作用。临床表现取决于胆结石的部位、是否造成胆道梗阻和感染等因素，往往成年人多见[66]。但随着生活水平的提高，儿童饮食习惯和饮食结构的改变及相关疾病的影响，儿童胆石症越来越常见。西医治疗胆囊结石多以外科手术治疗为主，但由于患儿年龄小，家长对手术比较顾虑，或患儿暂时不需要手术治疗，很多这种情况的患儿来求助于中医，中医药在防治胆石症方面有很好的疗效。闫慧敏教授在临证过程中，也见到了很多胆石症的患儿，经过不断的探索和总结，对中医治疗胆石症有了一定的经验。

本病可归属中医"胁痛""黄疸""腹痛""胆胀"等范畴。闫教授认为胆石症病位主要在肝、胆，肝主疏泄，肝喜条达，胆为六腑，以通为用，胆汁由肝之余气所化生，胆汁的分泌、排泄依赖肝的疏泄功能，肝失疏泄，胆汁排泄失常而瘀积，久而成石。在治疗上，闫教授强调以清利肝胆为核心，缓解患儿症状体征。

2.闫慧敏教授治疗胆石症经验

儿童胆石症发病率不高，尤其在小年龄组儿童中相对少见。但在临床中，闫慧敏教授发现一些婴幼儿也同样可以存在胆石症，有些呈泥沙样改变，有些则可形成较大的成型结石。这部分患儿可能伴有其他胆道疾病，如胆汁淤积、巨细胞病毒感染、肠外营养因素导致肝损害等。这部分患儿的治疗，也与大年龄组患儿有所区别。

闫慧敏教授认为，作为六腑之一，胆是胆石症的病位，是治疗的靶点，但同时也不能完全局限于胆腑的治疗，还要放眼于其他脏腑。胆与肝互为表里，均以通降为顺。肝气通畅，则胆腑清利，三焦运畅。若肝气郁滞，则胆汁不能疏泄，聚而成形，发为结石。在临证过程中，闫慧敏教授总结儿童胆石症的三个主要证型如下。

（1）肝胆湿热

本证可见发热，口干，口苦，烦躁易怒，胁肋疼痛，胀满不舒，恶心呕吐，小便黄赤，大便秘结，部分患儿可伴有黄疸、胁下痞块，舌红苔黄腻或白腻，脉弦或滑；治疗予清利肝胆、通腑泄热，方用大柴胡汤为主方加减。

（2）肝气瘀滞

本证可见两胁胀痛不舒，情绪低落，食欲不振，善太息，晨起口苦，舌红，苔薄白，脉弦细或弦紧；治疗予疏肝利胆、理气开郁，方用小柴胡汤为主方加减。

（3）肝郁脾虚

本证可见胁胀不舒，情绪不佳，失少嗳气，口苦，咽干，神疲乏力，大便稀糊，面色萎黄，舌淡、苔薄白、脉弦细；治疗予疏利肝胆、健脾和胃，方用逍遥散为主方加减。

3.验案拾萃

患儿，女，6岁。初诊时间：2019-5-7。

主诉：发现胆囊结石1个月。

现病史：患儿1个月前无明显诱因出现腹痛，伴呕吐、恶心，上腹部为主，在当地医院就诊，查B超提示胆结石，约3.1mm×2.4mm，胆囊壁粗糙，诊断为"胆囊炎、胆石症"，予输液治疗，患儿腹痛缓解。半月前复查腹部B超，仍提示存在胆结石，大小2.8mm×3.3mm，诊断同前，予熊去氧胆酸口服。2天前复查B超，提示胆囊结石同前，变化不大。为求进一步治疗，求助闫教授。病初患儿有口干、口苦表现，渴不欲饮，有口臭，无明显胁痛，偶有反酸，食欲尚可，大便不成形，小便黄。平素喜油腻食物。

四诊摘要：腹软，无硬结，无包块，舌红，苔黄腻，脉弦数。

中医诊断：胆石症（肝胆湿热）。

西医诊断：胆结石。

辨证分析：本例患儿饮食不节，损伤脾胃，脾胃失和，湿热内蕴，故口渴不欲饮，大便不成形。湿热蕴结于肝胆，肝络失和。胆不疏泄，口苦口干，湿热中阻，故食欲欠佳。湿热下注膀胱，则尿黄。湿热久蕴不化，胆液凝结，久经煎熬可成为结石。

治则：清利肝胆湿热。

处方：柴胡 10g，白芍 10g，枳实 10g，黄芩 10g，半夏 10g，川楝子 10g，金钱草 12g，茵陈 15g，生姜 6g，薏苡仁 30g，郁金 10g，炙甘草 10g。30 剂，水煎服，一日两次。

二诊：服药 1 个月，患儿无不适，无明显腹痛、呕吐表现，大便正常，无明显恶心、呕吐，食欲稍欠佳，睡眠可，口臭减轻，晨起仍有口苦表现。舌暗红，苔腻减轻，脉弦滑。B 超提示胆结石，一大 1.4mm×2.0mm，一小 1.1mm×1.5mm，余同前。闫慧敏教授认为病情日久，气滞血瘀，瘀血阻滞，不利于结石排出。患儿口苦表示仍有湿热内蕴之象。原方基础上去半夏、生姜，加用丹参 10g，桃仁 6g，红花 6g，赤芍 15g，川芎 10g，以达活血化瘀的功效，继服 1 个月。

后复查结石消失，病情痊愈。

按语： 闫慧敏教授认为，胆为六腑之一，与肝相表里，生理功能以通行下降为顺。胆为"中精之腑"，附于肝，与肝相表里，输胆汁而不传化水谷，它的功能以通降下行为顺。凡情志、寒温不适、饮食不节或虫积等因素，均可引起气血运行不畅而郁积肝胆。脾胃运化失常，湿热蕴结中焦，亦可影响肝的疏泄，使胆汁凝结而发病。胆腑清利则肝气条达、脾胃健运，三焦通畅，胆与肝相系，胆受肝的余气而疏泄胆汁，肝的疏泄功能亦包括胆液的疏通畅泄。

本患儿属湿热内蕴证，舌脉也符合湿热内蕴表现。初诊方药以大柴胡汤为主。大柴胡汤源自张仲景《伤寒杂病论》，主治少阳阳明合病。治疗以和解少阳、内泄热结为主。大柴胡汤中以柴胡为君药，配臣药黄芩和解清热以除少阳之邪，轻用大黄配枳实以内泻阳明热结，行气消痞，亦为臣药。白芍柔肝缓急止痛，与大黄相配可治腹中实痛，与枳实相伍可以理气和血，以除心下满痛；半夏和胃降逆，配伍大量生姜，以治呕逆不止，共为佐药。大枣与生姜相配，能和营卫而行津液，并调和脾胃，功兼佐使。本患儿大便稀溏，避大黄副作用因而弃去，再去温热之大枣加郁金增强疏肝利胆之功，薏苡仁加强利湿去浊之力，川楝子疏肝泄热，金钱草、茵陈清热利湿。二诊时呕吐已止，故去生姜、半夏。

  闫慧敏教授指出，本病以清热利胆、化湿止痛为治疗目的，通过调畅气机以缓解症状，并在利胆的同时，注重扶正固本。"从瘀论治"贯彻始终。临床治疗有较好效果。此类患儿，更应注意调理脾胃，促进病情缓解。另外，加强胆结石患儿的饮食控制，补充维生素，多摄取蔬果、谷物等高纤维食物，禁食动物内脏、蛋黄等富含胆固醇食物，禁止饮食甘薯、豆类、萝卜、汽水等易产生气体的食物，有利于病情康复。

二、胎黄（巨细胞病毒肝炎）

1. 病机挈要

  婴儿巨细胞病毒肝炎，是婴儿肝炎综合征的主要致病原因[67]。1岁以内小婴儿起病，以黄疸、肝脾肿大、肝功能损害及心肺损害、智力障碍等为主要临床表现。目前西医治疗以更昔洛韦抗病毒治疗及降酶、营养肝细胞等对症治疗为主。如发生严重的胆汁淤积，可能需要外科手术介入治疗。但其疗效并不肯定，且更昔洛韦副作用较大，部分患儿黄疸消退后复发，甚至后期肝纤维化，预后不佳。而中医药治疗在利胆退黄保肝方面具有一定优势，其总体治疗有效率优于单纯西药治疗的患儿。对于曾经进行手术治疗的患儿，于术后采用中药继续扶正健脾、清利肝胆、通经活络治疗，亦可以改善预后。

婴儿巨细胞病毒肝炎应属于中医"胎黄"范畴，亦称"黄疸"或"胎疸"。闫慧敏教授认为胎禀湿蕴、瘀阻肝胆络脉是胎黄发生的根本病因，其病位在中焦肝胆、脾胃，基本病机为寒湿或湿热瘀阻肝胆络脉，治疗应扶正祛邪兼顾，从肝脾而论，予以清肝调中、利胆退黄、解毒化瘀为主的治疗。闫教授尤其重视扶助脾胃之气，"见肝之病，知肝传脾，当先实脾"（《伤寒杂病论》），既病防变，顾护患儿脾胃，健脾固本，以促使脾气旺盛，运化有力，肝脾同治，使胎黄湿邪得清，肝功恢复[68]。闫慧敏教授强调，无论寒湿还是湿热，均存在痰湿聚积、气血瘀滞络脉，甚至可发展成为积聚癥瘕。故要注重活血行气之法，以活络通瘀，促肝胆疏泄、脾之运化功能的恢复，使胆汁运行、排出。

2.闫慧敏教授治疗胎黄经验

闫慧敏教授将胎黄分为湿热熏蒸和胆络瘀阻之证，分证治之，清利肝胆与固本健脾共用。

（1）湿热熏蒸

患儿面目皮肤俱黄，色泽鲜明，亮如橘色，腹胀，纳可，大便色黄，小便短赤，舌苔黄厚或腻。血生化提示血清总胆红素水平升高，以间接胆红素为主。

治则：清热祛湿，利胆退黄。

处方：生麦芽10g，茵陈10g，小通草3g，金钱草10g，泽兰 10g，丹参 10g，黄柏 3g，白术 6g，炒谷芽 10g，炒稻芽 10g，青黛 3g。

湿重苔腻，大便稀溏，要酌加健脾利湿之药，如茯苓、炒薏苡仁。方中茵陈、金钱草清热祛湿，现代药理研究证实可松弛胆道括约肌、增加胆汁分泌的同时可加速胆汁排泄。小通草，清湿热，活络通窍。泽兰、丹参，活血化瘀，通经活络。黄柏祛湿热，白术健脾燥湿。炒谷、稻芽，健脾和中。青黛单用则清热解毒，泻肝胆郁火。诸药以清利肝胆湿热为主，兼以活血化瘀，健脾通络。

（2）胆络瘀阻

患儿面目皮肤俱黄，黄色晦暗无泽，如烟熏，腹胀，纳少，大便色灰白或黄白相间，小便短赤。血生化检测总胆红素升高，以直接胆红素升高为主。

治则：清肝利胆，解毒退黄，健脾祛湿。

处方：青黛（冲）0.3g，血竭（冲）0.3g，明矾（冲）0.3g，琥珀（冲）0.3g，生麦芽 10g，茵陈 10g，小通草 3g，金钱草 10g，泽兰 10g，丹参 10g，紫草 9g，太子参 6g，川楝子 6g，虎杖 6g。

闫慧敏教授强调，胎黄之证，古代医家分为阴黄、阳黄之证，阳黄多因湿热瘀阻胆络而致，以清热利湿为主；而阴黄虽病起寒湿，但阻滞日久，亦夹热夹瘀，胆络瘀阻症状更为显著，故仍应以清肝利胆化瘀祛湿为主，并适量增加温脾健脾之药，可予太子参增加健脾益气之功，也可同时应用白术加强健脾燥湿之功。如虚寒症状明显，患儿四肢不温，肤色晦暗，可酌加附子 3g，温中振奋阳气。应用青黛、血竭、明矾、琥珀四个药面分冲，为传承于王鹏飞先生经验，四种药均入肝经，微量分冲，以清肝胆郁热、活血通络、解毒化滞，促胆汁排泄。小通草用以清热利湿退黄，紫草、乳香入血分，活血化瘀。川楝子疏泄肝气、行郁滞。虎杖，微苦寒，入肝、胆经，清热解毒，利湿退黄，散瘀定痛。诸药共用，以施清肝利胆，解毒退黄，健脾祛湿，祛瘀通络之功。

3. 验案拾萃

验案 1

患儿，3 个多月。初诊时间：2019-8-3。

主诉：皮肤黄染 2 个月余。

现病史：患儿生后 1 周即出现颜面黄染，并逐渐加重，蔓及全身，时有排出白陶土样大便。无发热，无咳喘，无吐泻。1 个月前曾于外院查巨细胞病毒示 IgM（＋），总胆红素增高，以直接胆红素为主，肝酶异常。诊断为"巨细胞病毒性肝炎"，予更昔洛韦静点及保肝等治疗 2 周，黄疸有所消退。但 1 周前患儿黄疸再次加重，时有啼哭，腹胀，纳奶欠佳，大便灰黄相间，小便短少。当地医院继续予保肝治疗后效果不佳，即来求治。

四诊摘要：神清，精神反应可，全身皮肤巩膜中度黄染，色偏暗，腹稍胀，肝肋下 3cm，质中，边锐，脾肋下 2cm。舌质淡，苔白厚，指纹淡滞。

辅助检查：总胆红素 201μmol/L，直接胆红素 126μmol/L，谷丙转氨酶 191 IU/L，谷草转氨酶 175 IU/L。腹部超声示肝脏回声稍强，肝肋下 3cm，脾肋下 2cm，肝脾大。

中医诊断：胎黄（阴黄 - 寒湿瘀阻）。

西医诊断：巨细胞病毒性肝炎。

辨证分析：患儿黄疸日久，颜色偏暗，因阻滞日久，亦夹热夹瘀，胆络瘀阻症状。

治则：清热利胆，化瘀散结。

方药：生麦芽 10g，茵陈 10g，通草 3g，金钱草 10g，泽兰 10g，丹参 10g，黄柏 3g，白术 6g，紫草 9g，川楝子 6g，败酱草 10g，虎杖 6g，青黛（冲）0.3g，血竭（冲）0.3g，明矾（冲）0.3g，琥珀（冲）0.3g。7 剂，水煎服，每日 2 次。

二诊：服药 1 周后，患儿黄疸略有消退，腹胀减轻，大便呈黄绿色，小便黄。前方去川楝子，继续口服 2 周。

三诊：患儿黄疸消退明显，腹胀消失，大便色黄绿，纳奶好。复查血生化示总胆红素 93μmol/L，直接胆红素 53μmol/L，谷丙转氨酶 181IU/L，谷草转氨酶 165IU/L；较前略有下降。前方去通草、败酱草，加太子参 10g，莪术 3g，茯苓 10g，继服 2 周。

四诊：黄疸进一步减轻，大便黄绿，舌苔薄白。复查腹部 B 超示肝脏回缩至肋下 1cm，回声正常。脾不大。复查血生化示总胆红素 53μmol/L，直接胆红素 26μmol/L，基本降至正常，但转氨酶增高，谷丙转氨酶 231IU/L，谷草转氨酶 195IU/L，前方去川楝子、虎杖，加路路通 10g，丝瓜络 10g，贯众 6g，马齿苋 6g，继续口服 14 剂。

2 周后复查肝酶降至正常，患儿黄疸基本消退，一般情况好。

按语： 对于胎黄的治疗，闫慧敏教授同样以扶正祛邪为总则，在应用清肝胆、利湿退黄之药的同时，非常重视健脾调中之药和活血化瘀的应用。闫慧敏教授反复强调，因发生胎黄的是非常弱小的小婴儿，一般多为生后 1 ～ 3 个月，此时患儿脾气虚弱，运化无力，不耐攻补，无论阴黄阳黄，都应注意顾护脾胃，培本助运，不能一味清利。一定要注重顾护脾胃，扶助后天之本，滋养先天之气，在清肝利胆退黄的同时，提高机体的抗病毒能力，这也是中药疗效较好的重要原因。本病的主要病因是胆络瘀阻，故活血通络、化瘀行气药的应用也非常关键。对于黄疸逐渐消退后，肝酶仍异常的患儿，多因湿毒未尽，肝脏疏泄功能尚未恢复，需要继续予以祛湿解毒、清解余毒、疏肝行气、疏通胆络、活血通络之品，以促肝功恢复。

对于年长儿的黄疸，闫教授的治疗同样有效。

验案 2

患儿，男，10 岁。初诊时间：2019-12-04。

主诉：皮肤黄染 3 个月，伴腹痛厌食。

现病史：患儿 3 个月前无明显诱因出现皮肤巩膜黄染，逐渐加重，大便浅色，伴腹痛、厌食、恶心、进食少、干呕、服药困难、精神差、乏力，在外院就诊，诊断为"胆汁淤积症"。完善检查，未明确具体病因，予熊去氧胆酸、消胆胺、维生素 C、复方甘草酸苷等口服，效果欠佳。为求进一步治疗，来院就诊。

四诊摘要：皮肤黄染 3 个月，伴腹痛厌食、恶心、进食少、干呕、服药困难。精神差，乏力，精神弱，扶入诊室，皮肤巩膜中度黄染，伴瘙痒，口唇色淡，舌底静脉浅色，皮肤可见陈旧皮疹，腹稍胀，可见少许腹壁静脉曲张，剑突下压痛，右胁下有痞块，四肢末梢稍冷。

辅助检查：谷丙转氨酶 723U/L，谷草转氨酶 336 U/L，总胆红素 245.5μmol/L，直接胆红素 223.1μmol/L，谷氨酰转移酶 527U/L。

中医诊断：黄疸（肝郁脾虚，湿蕴毒瘀）。

西医诊断：胆汁淤积性肝病。

辨证分析：患儿黄疸，恶心，不欲饮食，精神弱，干呕，为典型少阳证表现，病位肝、胆、脾。肝郁脾虚，气血运化失常，水湿停聚，气滞血瘀，湿毒瘀血内蕴，进一步加重肝郁气机阻滞，脾虚失于运化，发为此证。

治则：化湿解毒，疏肝健脾。

处方：柴胡 9g，黄芩 9g，半夏 9g，太子参 9g，茵陈 9g，泽兰 9g，虎杖 9g，陈皮 9g，竹茹 9g，生牡蛎 15g，陈皮 9g，生姜 3 片，大枣 3 枚。7 剂，水煎服，一次 50mL，一日两次。

二诊日期：2019-12-11。

服药后腹痛明显缓解，食欲好转，进食较前明显增多，精神状态好转，继续目前治疗方案治疗，处方同前。

三诊日期：2019-12-25。

偶有腹痛，食欲可，继续服前药，处方同前。

四诊日期：2020-1-8。

患儿精神状态较前明显好转，黄疸减轻，瘙痒好转，偶有腹痛，食欲恢复，大便颜色加深。

辅助检查：患儿黄疸减轻，舌下静脉迂曲较前明显，余四诊摘要同前。化验回报：谷丙转氨酶 105U/L，谷草转氨酶 117U/L，总胆红素 80.4μmol/L，直接胆红素 67.3μmol/L，谷氨酰转移酶 788U/L。

辨证分析：通过前期治疗，患儿症状明显改善，胆胃不和明显好转，但仍存在黄疸、肝大、瘙痒等表现，结合舌下静脉较前迂曲明显，考虑肝郁脾虚，气滞血瘀，兼有湿毒。因此，治疗上逐渐调整为疏肝行气、化瘀活血、兼化湿解毒。

处方：柴胡9g，黄芩9g，半夏9g，太子参9g，茵陈9g，泽兰9g，陈皮9g，竹茹9g，生牡蛎15g，陈皮9g，红花3g，桃仁3g，牛膝9g，川芎9g，白花蛇舌草9g，赤芍15g，生姜3片，大枣3枚。水煎服，一次50mL，一日两次。注意事项同前，清淡饮食，注意休息。

按语：患儿病位在肝胆，属少阳病症，而患儿临床表现，与小柴胡汤极其相似，因此，根据小柴胡汤方旨，予小柴胡加温胆汤，先调整患儿脾胃，旨在能够疏肝解郁、健脾化湿，待脾胃功能恢复，再进一步退黄治疗。

患儿病史3个月，曾服茵陈蒿汤加减的汤剂后腹痛、恶心加重，仅服3剂即停止。本次闫慧敏教授予小柴胡汤加竹茹、大枣，类似温胆汤思路，疏肝健脾，和胃利胆，先解决患儿胃不受纳之患，为下一步治疗奠定基础。

本病与以往胆汁淤积患儿有所区别。第一，患儿年龄偏大，一般儿科中，胆汁淤积症患儿婴儿居多，学龄儿较少；而学龄儿中，以感染、药物、毒物、自身免疫性肝病、其他系统疾病导致肝胆损害多见，增加了疾病的复杂性。但本患儿曾在多家医院消化科及肝胆病专科检查，未见具体病因，因此西医治疗效果欠佳。第二，本患儿病初表现为明显的消化系统症状，厌食，腹痛，精神差，非常符合小柴胡汤证表现，因此予小柴胡汤加温胆汤后，胆胃不和表现迅速缓解，效如桴鼓。第三，患儿复诊时仍以黄疸肝大为主要表现，在治疗过程中，逐渐出现舌下静脉迂曲表现，符合肝郁脾虚、气滞血瘀表现，应用闫慧敏教授肝络病理论，加强清湿热，通血气，养肝络的治疗思想，最终使得症状减轻，黄疸指标明显好转。第四，下一步应继续巩固疗效，继续疏肝健脾、行气活血、滋补肝肾，逐渐达到病情痊愈。本病例还将继续随访，观察最终疗效。

三、多动抽动

1. 病机挈要

抽动障碍多起病于儿童或青少年时期，是一种以不自主、反复、突发、快速、无节律的一个或多个部位运动抽动，如点头、眨眼、努嘴、耸肩、四肢挥动等，和（或）发声抽动（清嗓、秽语）为主要特征的综合征。本病属中医学"肝风""痉病""风痰"等范畴[1-2]。闫教授认为，抽动障碍病机为风痰湿热内蕴，心肝脾脏腑功能失调，为本虚标实之证。治疗要点为祛除风痰湿热之邪，调复心、肝、脾脏腑功能，同时注重调畅情志。

2. 闫慧敏教授治疗小儿抽动多动经验

对于小儿抽动的治疗，闫教授认为本病需长期诊治观察，注重分期而治，发作频繁者常以平肝清心实脾、祛风化痰、清利湿热为主，抽动缓解后多以健脾调肝、养心安神为主，各有侧重。闫教授认为，小儿肝常有余，肝气郁滞或疏泄太过，易致肝风内扰，风胜则动。怪病多责之于痰，"诸痉项强，皆属于湿"，痰湿相搏，郁久化热，蒙蔽清窍，则表现出挤眼、皱眉、发声等症状。故抽动之证，皆为风痰湿热之邪引动肝风所致。

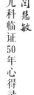

闫慧敏
儿科临证50年心得录

故闫教授治疗小儿抽搐障碍从祛除风痰湿热之邪入手，同时强调调肝健脾清心，兼顾肺肾。肝体阴而用阳，喜条达而主疏泄，若肝阴亏虚，阴虚阳亢；或内伤情志，疏泄失司，郁而化火，致肝风内动，均可导致抽动发生。闫教授反复强调，调肝为治疗小儿抽动障碍的核心。脾为生痰之源，小儿脾常不足，加之饮食不节，过食肥甘，脾失健运，痰湿内生，遇肝阳引动，痰湿上蒙清窍，发为抽动；或肝火内盛，灼津为痰，致风痰鼓动，发为抽动。故健脾运脾，扶土抑木，应贯穿治疗的始终，同时还要注意调养心神。小儿抽动障碍多病史长，久病必瘀，久病入络，患儿肝气郁滞、痰湿蕴结、气机逆乱，气血运行不利，导致瘀血内生，风气内动。故闫慧敏教授必用活血化瘀、通络息风之品。

闫教授还反复强调，小儿抽动障碍多伴有精神心理疾病，应注重调畅情志，心理疏导，缓解焦虑、减轻压力，强调社会、家庭、学校联合治疗，共同控制病症。

3. 验案拾萃

验案 1

患儿，男，8岁。初诊日期：2021-12-28。

主诉：注意力不集中2个月。

现病史：患儿2个月前，即寒假后开学开始上课期间经常注意力涣散，思想不集中，回家写作业时坐立不安，活动过度，日常生活中较冲动任性，间断在家上网课时上述表现明显，学习成绩中下水平。进食时不专注，大便稍干，尿量可，睡眠差，易醒。为进一步诊治来院就诊。

四诊摘要：多动，坐卧不安，做事注意力不能集中，形体偏瘦，尿色黄，无明显出汗，睡眠差，易醒。舌质稍红，少苔，脉弦数。大便稍干。

中医诊断：多动症。

西医诊断：注意缺陷多动障碍。

辨证分析：患儿阴精不足，肌体失养而形体消瘦，虚热伤津，而见坐卧不安，大便干结。肝体阴而用阳，其志怒，肝肾阴虚，肝阳上亢，则致注意力不集中，性情冲动。结合患儿舌脉，诊断为多动症，属肝肾阴虚证。

处方：熟地黄 6g，山茱萸 9g，山药 9g，枸杞 9g，远志 6g，龟甲 9g，益智仁 6g，龙骨 9g，五味子 9g。28 剂。

二诊时间：2022-1-27。

服药 1 周后患儿多动表现较前发作次数减少，可短时间集中精力学习，脾气仍大，睡眠较差，仍易醒。3 周后睡眠较前改善。舌质淡红，仍少苔，脉弦，二便正常。前方加茯神 6g，酸枣仁 9g，远志 6g。继予中药口服 14 剂。

三诊时间：2022-2-10。

患儿可持续学习，保持精力集中约半小时左右，脾气较前好转，睡眠较前安稳，不易惊醒，但诉白天易困倦。舌淡红，苔白稍厚，脉稍细，食量稍减少，二便正常。闫教授辨证为心脾两虚证。

处方：黄芪 9g，党参 6g，白术 6g，炙甘草 6g，当归 6g，龙眼肉 6g，淮小麦 15g，茯神 6g，酸枣仁 6g，远志 6g，益智仁 6g，五味子 6g，半夏 3g，陈皮 6g。继予中药口服 28 剂。

后因就诊不便于当地按上方取药继续服用，3 个月后随访已基本痊愈，未再发作。

按语： 此患儿病初有肝肾阴虚之象，肝体阴而用阳，肝肾阴虚，肝阳上亢，则致注意力不集中，肾为先天之本，肾精不足，则神志不聪。经诊治疾病有所缓解，但证候变化为心脾两虚，心主血藏神，心阴不足出现心神不宁，脾失濡养则易不能自控。闫教授认为本病辨证，首重虚实，注意虚实夹杂之症，其次也要结合脏腑病位进行辨证。治疗上重视辨虚实、调阴阳、标本兼顾，治疗的同时更应该注意多学科的诊治和心理的照护，单纯的药物治疗可能很难预防病情反复。

验案 2

患儿，男，9 岁。初诊时间：2020-6-30。

主诉： 肢体不自主抽动半年余。

现病史： 患儿半年前被教授家长批评后逐渐出现上肢不自主抽动、耸肩，时有眨眼、皱鼻等表现，考试前后明显加重，注意力难以集中，性情急躁，时诉头晕，恶心欲吐，心下不舒，平素食欲欠佳，夜卧欠安，大便干，于神经内科行头颅核磁、脑电图、生化等多项检查未见明显异常，诊为"抽动障碍"，曾口服西药效果欠佳，就诊于闫教授门诊。

四诊摘要： 面色少华，下睑色暗，口唇红，舌红，苔黄厚，脉弦数。

辅助检查： 头颅核磁、脑电图、生化等多项检查未见明显异常。

中医诊断： 瘛疭（肝风上扰）。

西医诊断： 抽动障碍。

辨证分析： 本例患儿素体脾虚，又因情志内伤、肝郁气滞、郁而化火，加重脾运失健，痰浊内扰，痰热蕴结中焦，引动肝风，导致肢体抽动，时有头晕、恶心、心下不舒等症，紧张焦虑时尤重。

处方：钩藤 10g，菊花 10g，莲子心 6g，石决明 15g，蒺藜 10g，全蝎 6g，木贼 9g，牛膝 10g，鸡内金 10g，佛手 10g，栀子 10g，茯苓 12g，竹茹 10g，半夏 9g，甜叶菊 3g。7 剂，水煎服，日 2 次。

按语：《素问·至真要大论》云："诸风掉眩，皆属于肝。""诸暴强直，皆属于风。"《医学衷中参西录》云："木盛火炽，即能生风也。"闫教授认为，小儿肝常有余，肝气郁滞或疏泄太过，易致肝风内扰，风胜则动。怪病多责之于痰，"诸痉项强，皆属于湿"，痰湿相搏，郁久化热，蒙蔽清窍，则表现出挤眼、皱眉、发声等症状。故抽动之证，皆为风痰湿热之邪引动肝风所致。故闫教授治疗小儿抽搐障碍从祛除风痰湿热之邪入手，治当抑肝扶木、肝脾同调，以钩藤、石决明、蒺藜、全蝎、木贼平肝止痉，菊花、栀子清肝火，牛膝引热下行，茯苓、竹茹、法半夏健脾燥湿化痰，鸡内金消食助运，佛手宽胸行气。

二诊日期：2020-7-7。

患儿眨眼、皱鼻明显减轻，上肢抽动稍减少，头晕恶心、心下不舒缓解，仍较焦虑、急躁，舌质淡红，苔白厚腻，脉弦数。前方加川楝子 9g，7 剂，水煎服，日 2 次。

按语：患儿症状减轻，易烦躁，加川楝子加强疏肝理气之功。

三诊日期：2020-7-21。

患儿耸肩上肢抽动现象较前明显减少，发作间隔延长，睡眠好转，偶有头晕咽干，手足心热，多汗，食欲增加，大便略干，情绪较前好转。

处方：钩藤 10g，蒺藜 10g，木贼 9g，牛膝 10g，鸡内金 10g，佛手 10g，炒麦芽 12g，甜叶菊 3g，川楝子 9g，煅牡蛎 15g，浮小麦 20g，百合 10g，生地黄 10g。7 剂，水煎服，日 2 次。

按语：患儿病久易耗伤肝阴，去半夏、茯苓、竹茹，加用百合、生地黄以滋水涵木、益阴清热、清心安神，配合浮小麦、煅牡蛎除烦止汗。

四诊日期：2020-8-4。

患儿情绪好转，偶有肢体抽动，未诉明显不适。因服药不便改为中成药静灵口服液口服。

按语：小儿肝常有余，脾常不足，加之后天饮食不节、调护失宜，或久病耗损，导致脾胃受损，气血生化乏源，湿聚成痰，肝木失去脾土濡养，痰浊扰动肝风，脾土败则肝木乘之，故小儿抽动障碍脾虚肝旺者居多。风善行而数变，上行至头面颈项则出现摇头、点头、眨眼、皱眉、耸鼻、扭脖等，下行至胸腹四肢则出现缩胸、腹肌抽动、扭腰、四肢抽动等。脾虚则痰浊内生，痰随气升，风痰扰动，扰窜经络，则头面、肢体肌肉抽动；痰壅咽喉，故喉中作声。治当抑肝扶木、肝脾同调。闫教授根据其抽动程度，平肝止痉药可选草本类之钩藤、蒺藜、天麻，或矿物类之龙骨、龙齿、牡蛎，或虫类之蝉蜕、僵蚕、全蝎。另外，可依其抽动部位不同，酌以引经药，如头颈部抽动加葛根，腹部抽动加白芍、木瓜，四肢抽动加宽筋藤、地龙，眼肌抽动加蒺藜、菊花，咽喉肌抽动加木蝴蝶，鼻部抽动加辛夷或少量苍耳子。且抽动障碍患儿舌苔多厚腻，故闫教授治疗儿童抽动障碍时重视祛痰化湿，常选辛温芳香之品，如石菖蒲、远志、豆蔻、法半夏、紫苏梗、藿香等，又"治湿不利小便，非其治也"，常选淡渗利湿之品，如滑石、淡竹叶、薏苡仁等。"气行则湿化"，常佐以理气之品，如厚朴、枳壳、桔梗、陈皮等。

闫教授认为，抽动障碍病机为风痰湿热内蕴，心、肝、脾脏腑功能失调，为本虚标实之证。治疗要点为祛除风痰湿热之邪，调复心、肝、脾脏腑功能，同时注重调畅情志。闫教授强调本病需长期诊治观察，注重分期而治，发作频繁常以平肝清心实脾、祛风化痰、清利湿热为主；抽动缓解后多以健脾调肝、养心安神为主，各有侧重。

四、胸痹心悸（心肌损害）

1. 病机挈要

经常有患儿常因"喜长出气""常叹息"而就诊，可有胸闷、心悸、气短等症状，常伴易激动、头晕、失眠、多梦等。西医学认为本病主要由于自主神经平衡失调所致，发病过程中，常伴交感与副交感神经功能失衡，是一种因中枢神经和自主神经功能紊乱引起的以循环系统活动失调为主的疾病，属儿童"行为–心理障碍"范畴。闫教授指出，本病属于中医"胸痹""心悸""郁证"等范畴，其病位在心，与肝、脾关系密切。情志失调是其主要致病因素。心主神志，肝主疏泄，两者共同调节人体的精神情志活动。同时，临床中应注意除外心、肺等器质性病变。

2.闫慧敏教授治疗小儿胸痹心悸经验

本病本虚标实，虚实夹杂，发作期以标实为主，缓解期以本虚为主，闫教授认为其治疗应补其不足，泻其有余，补虚与祛邪的目的都在于使心脉气血流通，通则不痛，故活血通络法在不同的证型中可视病情，随证配合。由于本病多为虚实夹杂，故要做到补虚勿忘邪实，祛实勿忘本虚，权衡标本虚实之多少，确定补泻法度之适宜，往往能取得较好疗效。

3.验案拾萃

验案1

患儿，女，12岁。初诊时间：2019-10-7。

主诉：胸闷1个月余。

现病史：患儿1个月前受凉后出现胸闷、憋气，易长出气，时有心悸，白天活动后明显，睡眠时正常，无憋醒表现，无明显心悸，体温正常，稍畏寒，初期稍鼻塞、流涕。当地医院查心肌酶正常，心电图提示窦性心律不齐，心脏彩超未见异常，胸片未见异常，诊断为胸闷待查（心肌损害？），予果糖二磷酸钠口服，效果欠佳，患儿仍间断诉胸闷，症状与情绪相关，平素易紧张，焦虑，近期食欲欠佳，大便稍干，小便正常。

四诊摘要：胸闷，无心悸，反应好，发育正常，呼吸平稳，面色㿠白，口唇稍红，双肺呼吸音粗，未闻及啰音，心律稍不齐，早搏不明显，心音有力，腹软，无压痛，肝脾不大，余未见异常，舌红稍暗，苔白，脉弦细。

辅助检查：心肌酶正常；心电图示窦性心律不齐；心脏彩超、胸片未见异常。

中医诊断：胸痹（肝郁气滞，痰浊痹阻）。

西医诊断：胸闷待查（自主神经紊乱？）。

辨证分析：患儿七情变化过激、过急、过久，使肝失疏泄，肝木乘脾，则脾虚无以养心，致心失所养，神失所藏而发为本病。肝郁气滞，郁久化火，灼津成痰，气滞痰浊痹阻心脉，故见胸闷表现。

处方：瓜蒌 9g，薤白 9g，半夏 9g，生麦芽 9g，郁金 9g，丹参 9g，赤芍 9g，川芎 9g，桔梗 9g，枳壳 9g，柴胡 9g，黄芩 9g。7 剂，水煎服，一日两次，一次 100mL。

二诊日期：2019-11-5。

患儿胸闷症状减轻，发作次数减少，缓解时间延长，情绪转佳，纳食尚可，二便可，舌淡红，舌薄，脉弦细。前方去桔梗、枳壳，加桃仁 3g，红花 3g，继服 7 剂。

按语：闫慧敏教授方以瓜蒌、薤白化痰通阳，行气止痛，半夏理气化痰，枳壳行气宽胸，柴胡、郁金疏肝解郁，黄芩清肝热，丹参、赤芍、川芎活血通络，桔梗载诸药上浮，共奏通阳化饮、泄浊化痰、散结止痛功效。二诊时，患儿气滞、痰浊减轻，但舌暗，脉弦细，提示仍有瘀血，故疏肝理气基础上加强活血通络，以巩固疗效。

验案 2

患儿，女，7 岁。初诊日期：2017-10-11。

主诉：胸闷、心悸 2 个月余。

现病史：2 个月余前，患儿患气管炎，发热后出现胸闷、心悸，近日体温正常，无咳喘，饮食欠佳，脾气急躁，大便略干，1～2 天 1 次，睡眠欠佳。

四诊摘要：精神无异常，面色欠佳，咽稍红肿，双肺未见异常，未见阴影，双肺音粗，未见啰音，心率偏快，心律不齐，腹平软，未见异常，四肢肌肉正常，双下肢无浮肿，舌质微红，苔白略腻，脉滑，有结代脉。

辅助检查：心电图示患儿心律不齐，ST段略低。

中医诊断：心悸（余邪未尽，气阴两伤）。

西医诊断：心肌损伤。

辨证分析：患儿气管炎后，余毒尚存，余邪未尽，气阴两伤，而出现气阴不足之悸动。

治则：清热活血，养阴益气。

处方：青黛3g，广藿香10g，瓜蒌20g，黄芩10g，石菖蒲10g，郁金10g，丹参10g，川芎6g，当归10g，玄参10g，生地黄10g，麦冬10g，竹茹6g，枳壳10g，生山楂10g，莲子心5g，熟大黄5g，炙黄芪10g。7剂。

二诊日期：2017-10-18。

患儿睡眠食欲好转，未见明显胸闷不适，喉咙肿，大便可，舌质微红，苔白。前方去玄参、生地黄、麦冬、竹茹、生山楂，加黄精10g，牡蛎15g，佛手片10g，14剂。

三诊日期：2017-11-1。

患儿精神食欲可，未见胸闷不适，患儿近日有外感，轻喘、有痰，无发热，大便干、有味，舌质红尖红，苔黄厚，脉滑。

处方：白前10g，前胡10g，瓜蒌15g，寒水石15g，黄芩10g，厚朴9g，莲子心5g，炙黄芪12g，防风10g，柴胡10g，炒栀子4g，败酱草10g，黄柏10g，生山楂10g，丹参10g。7剂。

四诊日期：2017-11-8。

患儿未见胸闷不适，食欲可，大便正常，舌质仍偏厚。复查心电图，ST 段较前正常。

处方：青黛 3g，瓜蒌 20g，黄芩 10g，石菖蒲 10g，郁金 10g，丹参 10g，川芎 10g，当归 10g，牡蛎 15g，菊花 6g，炙黄芪 12g，防风 10g，紫苏子 14g，竹茹 6g，莱菔子 10g，鱼腥草 10g，生山楂 10g，枳壳 10g，佛手 10g。7 剂。

后复诊查心电图基本正常，催服中成药调理。

按语： 患儿气管炎后余毒尚存，出现气阴不足之悸动，治疗以清热养阴，益气活血。青黛、黄芩、瓜蒌清化痰热，石菖蒲主要开窍醒神，丹参、川芎活血化瘀行气，当归养气活血、生地黄、麦冬养气，炙黄芪益气补血，枳壳、生山楂、熟大黄均为消积化痰，消食健脾行气，清补消积，使急性期症状减轻。复诊时，加用黄精、牡蛎、佛手等养肾疏肝理气，再以清心肺、养心气阴，终而获得了较好的疗效。

第四节　肾系疾病

一、遗尿

小儿遗尿症是指 5 岁以上的小儿不能自主控制排尿，经常睡中小便自遗，醒后方觉的一种行为，每周超过一定次数，持续至少 3 个月[69]。遗尿的常见致病因素包括遗传因素、精神因素、内分泌因素和中枢神经系统神经递质及受体异常等，中医学对小儿遗尿症已有较为完整的辨证理法方药体系及较好的疗效[70]。

1. 病机撷要

遗尿症在中医儿科门诊经常可见，很多家长也因为担心孩子非常焦虑，故该疾病一方面可能造成患儿有一定的心理障碍，另一方面，也影响了患儿及家长的夜间睡眠情况，对孩子的生理、心理发育有着很大的影响。本病属中医学"遗溺"范畴，如《素问·痹论》曰："淫气遗溺，痹聚在肾。"

闫慧敏教授认为，尽管遗尿为儿童肾系疾病，但与膀胱、肺、脾等其他五脏仍有密切的关系。她经常引用古人对遗尿的论述，来阐述其五脏病变与遗尿的关系。如《黄帝内经素问》中提出"膀胱不利为癃，不约为遗溺"，提示遗尿的病位在膀胱;《诸病源候论》提出"肾主水……小便者，水液之余也，膀胱为津液之腑，气衰弱，不能约水，故遗尿也"，提示肾、膀胱气化失司，津液固摄无权，导致遗尿;《杂病源流犀烛》提出"脾虚则不能气化为主，故溺不禁也""肺虚则不能为气化之主，故溺不禁也"等论述，强调肺、脾在遗尿过程中所发挥的作用。

2. 闫慧敏教授治疗小儿遗尿经验

在治疗上，闫慧敏教授主张在温补下元、固摄膀胱的同时，兼顾肺、脾等，肺、脾、肾三脏同治，以达到更好的疗效。将小儿遗尿的病机概括为如下几型：

（1）肺脾不足

患儿脾失健运，肺失治节，三焦气化势微，膀胱失约，造成固摄无权，夜间无力约束，引起遗尿。临床常见面色少华、㿠白，反复易感，形体消瘦，食欲不振，晨起易流涕、喷嚏，大便稀溏，舌淡红，苔薄白，脉细弱等表现。

（2）肾阳虚弱

患儿下焦虚寒，肾阳不足，温煦失司，膀胱寒凉，气化不足，功能失常，导致遗尿。临床常见畏寒肢冷、手足欠温、萎靡困顿、精神不振、发育迟滞、舌淡、脉细无力等表现。

（3）脾肾两虚

患儿先天、后天之本均受损，导致水液运化失调，封藏失责，津液不能周流，流失于下焦，引起遗尿。临床常见头晕、耳鸣、神疲乏力、气促、尿频、大便溏泻、舌淡、脉沉弱等表现。

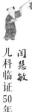

问慧敏

儿科临证50年心得录

（4）心肾不交

患儿心火旺盛，肾阴不足，水火失济，封藏不足，导致膀胱失约，引起遗尿。临床可见夜眠不安、心悸耳鸣、记忆力差、手足心热、口干喜饮、大便干结、舌红、脉细数等表现。

（5）湿热下注

患儿湿热下注下焦，滞留膀胱，膀胱受邪，气化失司，功能失职，小便统摄无权，导致遗尿发作。临床可见小便不利、短赤、频数、疼痛、尿色浑浊、淋沥不尽，舌红苔黄或黄厚，脉滑数等表现。

3. 验案拾萃

患儿，女，11岁。初诊日期：2019-11-13。

主诉：遗尿7年余。

现病史：患儿幼时易呕吐，7年前始遗尿，夜间2～3次，难以唤醒，日间无尿频表现，小便清长，面白少华，神疲乏力，畏寒，不易感冒，无明显五心烦热，稍口臭，食欲一般，大便干，夜眠不安，盗汗。

四诊摘要：形体稍瘦弱，面色少华，语音低微，头发色黑，稍稀疏，目光有神，口唇红，山根稍青色，两颧不红，手稍冷，肤白，指甲色淡，腹软，无硬结，无包块，肾区无叩痛，下肢稍冷，无浮肿，舌淡红苔黄厚腻，脉细数。

中医诊断：遗尿症（肾气亏虚）。

西医诊断：遗尿症。

辨证分析：本例患儿 11 岁，病史较长，每夜几乎遗尿 2 次，给家长和患儿带来很大的心理负担和压力。肾司二便，与膀胱互为表里，患儿肾气虚弱，命火不足，下元虚寒，不能约束水道而致小便清长，频频尿床。

治则：补肾养阴，清泻郁热。

处方：木瓜 10g，茯苓 10g，黄柏 6g，金樱子 10g，远志 6g，石菖蒲 10g，鸡内金 10g，栀子 6g，黄芩 10g，焦山楂 10g，熟大黄 4g，丹参 10g，白果 9g，甜叶菊 3g。7 剂，水煎服，日 2 次；同时要求家长规律叫醒，带患儿去厕所小便，逐渐培养夜间小便习惯。

二诊：服药后一剂即好转，可憋尿，遗尿次数明显减少，仍夜眠不安，盗汗，大便不干，舌暗、有瘀点，苔薄白稍腻，脉弦数。患儿有气滞血瘀之象，故增加行气之钩藤、川楝子，化瘀之莪术，为防患儿助阳化热明显，酌情去金樱子、肉桂。

三诊：服药后遗尿较前有所反复，闫慧敏教授考虑为去掉补肾阳药物后仍存在肾虚不足之象，故再次加温肾助阳之药。同时，患儿唤醒虽有好转，但后半夜不易叫醒，因此，加莲子心、酸枣仁增强交通心肾之力。

处方：桑螵蛸 10g，益智仁 10g，肉桂 3g，蜜麻黄 3g，木瓜 10g，茯苓 10g，黄柏 6g，金樱子 10g，远志 6g，鸡内金 10g，炒栀子 6g，黄芩 10g，焦山楂 10g，熟大黄 4g，丹参 10g，白果 9g，甜叶菊 3g，莲子心 5g，酸枣仁 10g，莪术 9g。

继续口服 2 周，随访患儿诉遗尿次数较前减少，症状明显好转，目前继续治疗过程中。

按语：本例患儿面色少华，语音低微，畏寒，肢凉肤冷，皆为肾虚不足之象。因此治疗上，闫教授以温肾助阳为总则，如方中益智仁、肉桂、桑螵蛸等温阳，同时辅以金樱子收敛，加强固摄作用，达标本兼顾之效。同时，患儿舌苔厚，幼儿时期易呕吐，说明患儿脾胃功能欠佳，脾失健运，运化不足，积滞内停而化湿化热，故治疗上加焦山楂、炒栀子、鸡内金促运化、清内热。肺主敷布津液，脾主运化水湿，肺、脾二脏共同维持正常水液代谢。若肺脾不足或邪热内扰，则水道制约无权，所谓"上虚不能制下"。因此，闫慧敏教授在遗尿患儿中加用黄芩、白果，清上焦郁热的同时可以敛肺气、缩小便。患儿睡眠较深，难以唤醒，这与心主神明有关，故加远志、菖蒲交通心肾。

二、血尿蛋白尿（过敏性紫癜肾炎）

过敏性紫癜（HSP）是由免疫复合物介导的白细胞碎裂性血管炎，累及毛细血管和小动脉，可伴有关节和胃肠道症状及肾损伤，其中过敏性紫癜肾炎（HSPN）的发生率为 40%～50%，是儿科中最常见的继发性肾小球疾病之一。

1. 病机撮要

HSPN 多发生于 HSP 起病后 6 个月内，临床表现除皮肤紫癜外，主要为血尿和（或）蛋白尿，可兼见水肿，病程多迁延，缠绵难愈，属于中医"尿血""尿浊""水肿"等范畴。闫慧敏教授治疗儿童过敏性紫癜肾炎多年，经验丰富。闫慧敏教授认为儿童过敏性紫癜肾炎的病因分为先天禀赋不足和外邪引动两方面。小儿素体正气不足，脾肾两虚，气阴亏虚，又进食海鲜、羊肉或辛辣刺激等易于动风之品，又或虚邪贼风，避之不及，风邪入里化热，虚火灼伤血络。随着疾病的进展，小儿本有脾胃虚弱，不能运化而生湿邪，湿邪黏腻，困于中焦，郁而易化热，又有外邪引动生热。其热势盛，煎熬津血。患儿本有气阴不足，不耐湿热折磨，遂生瘀血，又或血与热结，灼伤肾络，血不能藏，渗漏于尿中则成血尿，渗于肾脏中则成血瘀。湿热与血瘀相结合，进一步损伤气阴，脾肾无以养护，肾精泄漏于尿中，发为蛋白尿。

同时，闫教授结合络病理论，对过敏性紫癜肾炎的发病机制与疾病发展预后有新的认识。络脉在人体内呈错综复杂的网状分布，使脏腑、四肢和关节之气血互相沟通，络脉在肾脏的分布可称为"肾络"。从现代医学的角度看，肾小球是由毛细血管组成的，而肾之络脉与其有着相似的结构基础，肾小球中的毛细血管网络与络脉形态相似，网状分布、蜿蜒纵横的结构特征同样相似，表明二者之间有不可分割的联系，闫教授提出治疗本病应将"祛瘀通络"思想贯穿始终。

2. 闫慧敏教授治疗小儿血尿蛋白尿经验

鉴于过敏性紫癜肾炎病程较长，病机复杂，脾肾气阴之虚与湿热瘀血之实共存，闫教授强调要分期而辨证施治，不同时期侧重不同，在整个疾病的治疗过程中都注重"活络化瘀"。

（1）疾病急性期，以祛湿解毒，活血化瘀为要

闫慧敏教授认为，HSPN急性期的病机主要为湿热内生、损伤肾络。湿邪或有起于外者，但更多的是内生湿邪，内生之湿邪多因儿童脾胃运化能力不足或饮食结构不佳（包括进食过敏性食物），导致小儿常有积食之证，脾胃运化不及，无力代谢水液；或虚邪贼风消耗卫外之气，脾胃气血不足，运化之能更弱，湿邪更重。又因外邪入里化热，湿热相结，流注下焦则灼伤肾络，迫膀胱水液，而生血尿。肾脏被伤，水液运化不及，而生水肿。肾脏固摄失司，精微泄出，而成蛋白尿。因此，在疾病初期，正气尚未减弱，邪气已经发展，皮疹呈红色或紫色。"伤于湿者，下先受之"（《素问·太阴阳明论》），患儿皮疹往往于下肢和臀部更常见，或者在关节周围也可看到。患儿进食少而脾胃迟钝，四肢沉重，或有血尿、蛋白尿等症状。舌脉通常表现为舌苔或黄或白，苔腻，脉数，或濡或滑。在这个治疗阶段，考虑到保护脾胃、益肾固精，当以清热祛湿、化瘀解毒为原则。方药主要有凤尾草、土牛膝、苦参、石韦、生薏苡仁、败酱草、连翘、蒲黄炭、莲须、淡豆豉、赤小豆、生山药、芡实等。具体用药可视患儿有何兼证而定，加减剂量，辨证施治。

（2）疾病缓解期，以养阴益气，化瘀祛湿为要

随着患儿病程的延长，内外邪在肾络处汇聚，热毒郁结已久，灼伤阴血，而生瘀滞，"热附血而愈觉缠绵，血得热而愈形胶固"（《温热逢源》）。或因患儿长期使用清热苦寒药或应用肾上腺皮质激素，易消耗阴液，阴气不足，进一步消耗气血，伤

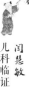

闫慧敏

儿科临证50年心得录

害肾络，影响脾肾，消耗营血，伤阴耗气。故患儿逐渐呈现出虚证为主的临床表现，并以气阴两虚或阴虚内热之证为主。如在《景岳全书·血证》中："血本阴精，不宜动也。而动则为病，血为营气，不宜损也，而损则为病。盖动者，多由于火，火盛则逼血妄行；损者，多由于气，气伤则血无以存。"又云："化血虽多由火，而惟于阴虚者为尤多。"虚火灼络，迫血妄行，溢出脉外，瘀在皮下，于是皮肤紫癜反复发作。风、湿、热等外邪随着时间的推移化火成毒，深入下焦，扰乱肾络血行，出现血尿；肾脏封藏失司，精微外泄；或邪扰中焦，气化不利，升降失司，气机紊乱，不能升清降浊，清气下沉，精微物质渗漏，见蛋白尿。闫慧敏教授认为，现阶段 HSPN 患儿主要病机为正虚邪恋、血瘀湿阻，应从"虚""瘀"和"湿"治疗，滋阴益气，匡扶正气，清热利湿，活血祛瘀。

3. 验案拾萃

验案 1

患儿，女，10 岁。初诊时间：2019-5-21。

主诉：确诊过敏性紫癜 2 个月余，尿检异常 1 个月。

现病史：患儿 2 个多月前外感后出现下肢皮疹、腹痛，外院诊断"过敏性紫癜（皮肤＋腹型）"，住院治疗 10 天后好转出院，后定期复诊，皮疹无反复，无腹痛。1 个月前来院查尿常规提示蛋白（＋＋），隐血（－），诊断"过敏性紫癜肾炎"，予口服阿魏酸哌嗪片、卡托普利及黄葵胶囊等中药治疗至今，监测尿常规：蛋白（＋）～（＋＋），隐血（＋）～（＋＋），高倍视野下镜检红细胞 2～4 个，今日查 24 小时尿蛋白定量 0.35g/24h。患儿发病以来精神反应可，食欲一般，尿色为黄色，尿量不少，大便正常。

四诊摘要：精神好，未见皮疹，双眼睑无浮肿，双下肢不肿。舌淡胖，苔白滑，脉沉弦。

辅助检查：24 小时尿蛋白定量 0.35g/24h。

中医诊断：血尿（脾虚湿蕴，血瘀阻络）。

西医诊断：过敏性紫癜肾炎（血尿、蛋白尿型）。

辩证分析：患儿病初感受外邪，入里化热，伤及脾肾，水液代谢失调，湿热相结，流注下焦则灼伤肾络，而生血尿；肾脏固摄失司，精微泄出，而成蛋白尿。

治则：健脾祛湿，活血祛瘀。

处方：党参 9g，茯苓 10g，白术 9g，当归 6g，陈皮 6g，柴胡 6g，黄芪 10g，炙甘草 3g，升麻 3g，茜草 10g，芡实 10g，山药 15g。14 剂，水煎服，日两次。嘱西药继续口服阿魏酸哌嗪片每次 0.1g，3 次 / 日；卡托普利每次 12.5mg，每 8 小时一次；低盐优质蛋白饮食，注意休息，避免感染，避免剧烈体育运动。

二诊日期：2019-6-21。

患儿无特殊不适，舌淡胖苔白滑，脉弦滑。尿常规示蛋白（－），隐血（++），高倍视野下红细胞 8 ～ 10 个；24 小时尿蛋白定量 0.14g/24h。

处方：太子参 10g，白术 6g，炙甘草 3g，小蓟 15g，藕节 10g，白茅根 15g，黄芪 10g，茜草 10g，牛膝 10g，煅牡蛎 15g。14 剂，水煎服，日两次；嘱西药停口服卡托普利，继续按前量口服阿魏酸哌嗪片治疗。

三诊日期：2019-7-2。

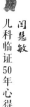

闫慧敏
儿科临证50年心得录

患儿无特殊不适，舌淡胖，苔白，脉滑。尿常规示蛋白（－），隐血（＋＋），高倍视野下红细胞 5～7 个。

处方：小蓟 10g，藕节 10g，白茅根 15g，仙鹤草 15g，黄芪 15g，石韦 10g，凤尾草 15g，茜草 10g，墨旱莲 10g。14 剂，水煎服，每日两次。

后患儿当地医院随诊，电话随访 3 个月监测尿常规无明显异常，停用药物。

按语： 随着疾病进程的发展，患儿体内邪气渐弱，正气也逐渐减弱，正邪斗争的激烈程度渐弱，但却仍然存在并推动病程发展。湿邪性黏腻、缠绵而难愈，治疗起来并不容易，"瘀血"之邪在疾病中贯穿始终，所以在急性期后患儿湿热瘀血互结，症状反复发作。这种正邪斗争的持久战的情况下，闫教授认为扶正和祛邪两者同等重要。疾病后期可用黄芪扶正，用石韦和凤尾草加强除湿工作，仙鹤草配合祛除瘀血，墨旱莲滋养肝肾，配合小蓟、茜草根、莲须等凉血止血。故扶正与祛邪并重，方可使患儿元气逐渐恢复，最终素体气血充足，湿邪瘀血不再内生，方可真正改善患儿体质，减少病情反复。

闫慧敏教授从络病思想出发治疗 HSPN 患儿，重点关注分期治疗，早期祛湿清热解毒、活血化瘀及后期应用扶正药物，从而改善患儿自身运化能力，正气存内，邪不可干。根据不同疾病时期患儿主要矛盾使用药物，强调辨证治疗，审证求因，将标本兼治的思想贯穿始终，以此对过敏性紫癜肾炎进行序贯治疗。

验案 2

患儿，男，12 岁。初诊日期：2016-7-2。

主诉：过敏性紫癜1个月余，伴尿检异常。

现病史：1个月前患儿感冒后，双下肢开始出现散在分布暗红色紫癜，稍突出皮肤，压无褪色，分布对称，踝关节附近多见，在当地查血常规正常，尿常规蛋白（＋），高倍视野下镜检红细胞5～9个，诊断为"过敏性紫癜肾炎"，予中药、福辛普利等治疗，患儿紫癜逐渐减轻，但仍有反复，监测尿常规蛋白微量（－＋），高倍视野下镜检红细胞5～15个，为求进一步治疗，来我院门诊。复查尿常规蛋白（＋），高倍视野下镜检红细胞10～15个。发病以来，患儿食欲欠佳，有口苦，偶有腹痛，大便干，无多汗表现，体温正常，无关节肿痛。

四诊摘要：下肢散在分布陈旧性暗红色紫癜，量不多，咽部充血，扁桃体Ⅱ度肿大，腹软，肝脾不大，双下肢不肿。舌红，苔黄、稍腻，脉滑数。

中医诊断：血尿（下焦湿热，肾络受损，血热妄行）。

西医诊断：过敏性紫癜肾炎。

辨证分析：本例患儿外感邪气，入里化热，伤及脾肾，湿邪内生，湿热相搏，阻于下焦，日久肾络受损，血热妄行。

治则：清利下焦湿热，活血化瘀通络。

处方：生地黄15g，牡丹皮10g，苦参10g，厚朴9g，青黛3g，紫草9g，石韦10g，黄柏10g，败酱草10g，川芎10g，赤芍10g，甘草4g，丹参10g，仙鹤草10g，车前子10g，泽泻10g。14剂，水煎服，日2次。

二诊：患儿诉下肢紫癜曾有轻度反复，但很快逐渐消退，仅遗留色素沉着，无腹痛，无关节肿痛，饮食已由半流食过渡到免动物蛋白软饭，尿常规复查较前好转。现双下肢可见散在陈旧色素沉着，口唇红，舌红，苔薄黄，脉滑数。尿常规示蛋白微量，高倍视野下镜检红细胞5～9个。处方在原方基础上，去厚朴、青黛、紫草，加鸡血藤10g，生牡蛎15g，生黄芪10g，炒白术10g，以活血止血、益气养阴，嘱清淡饮食，预防感冒。经过治疗，患儿紫癜消退，尿常规恢复正常，病情好转。

按语：闫慧敏教授认为，本例患儿证属下焦湿热、肾络受损、血热妄行，主要治则为清利下焦湿热、活血化瘀通络。患儿形体未充，卫外不固，感受外邪，入里化热；脾常不足，运化失司，饮食积滞，湿邪内蕴；热与湿合，熏蒸血液，迫血妄行，血溢脉外，发为紫癜。因此，闫慧敏教授以生地黄滋阴清热止血、坚固下焦；加用青黛、牡丹皮、紫草、赤芍、川芎等活血化瘀、清热解毒。湿热下注，肾络受损，故见血尿，方用黄柏、仙鹤草、车前子、泽泻等清利下焦湿热。肾气不固，精微外泄，故见蛋白尿，方用苦参、石韦等除湿热，活经血，健脾固精。复诊尿常规好转，紫癜减轻，舌苔厚腻好转，下焦湿热好转。陈旧紫癜，多为瘀血所致，不易消退。续方治疗，继续清化下焦湿热，同时加强活血化瘀之功。同时，病情较久，患儿正气不足，还应酌情益气养阴、补益肝肾。

闫慧敏教授常说，过敏性紫癜肾炎是过敏性紫癜最常见的脏器病变，本例患儿病史较长，病情迁延，中医干预治疗效果良好。在临床中，需注意湿热与瘀血。早期湿热较重，后期瘀血明显，因此治疗上，早期以清热利湿、活血化瘀为基础，再根据辨证，加以清热、凉血、健脾、补肾等治疗。

验案3

患儿，男，8岁。初诊日期：2017-9-18。

主诉：过敏性紫癜 3 个月余，尿检异常 2 个月余。

现病史：患儿 3 个月前患过敏性紫癜，目前双下肢偶有皮疹，无腹痛，无浮肿，2 个月前查尿常规示镜下血尿，大便正常。患儿精神可，咽无充血，双下肢偶见红色皮疹，压之无褪色，双肺呼吸音清，心率齐，心音有力，腹平软，未及肝脏，双下肢无浮肿，舌质淡红，苔白厚，脉滑。

辅助检查：尿常规示隐血（+++），蛋白（－）。

中医诊断：葡萄疫，尿血（湿热下注）。

西医诊断：过敏性紫癜肾炎。

治则：清热利湿，凉血止血。

处方：莲须 10g，淡豆豉 12g，青黛 3g，紫草 10g，赤小豆 10g，小蓟 15g，苦参 10g，石韦 3g，凤尾草 15g，土牛膝 3g，山药 2g，芡实 10g，仙鹤草 10g，血余炭 10g，杜仲茶 10g，鱼腥草 10g，败酱草 10g，虎杖 10g，枳壳 10g，川楝子 10g。21 剂。

二诊日期：2017-10-9。

患儿无新出皮疹，无腹痛，无浮肿，舌苔白略厚。复查尿常规示高倍视野下镜检红细胞 5 ～ 6 个。

处方：连翘 6g，赤小豆 20g，石韦 10g，苦参 10g，山药 15g，芡实 10g，白花蛇舌草 15g，虎杖 10g，仙鹤草 10g，小蓟 10g，血余炭 10g，杜仲茶 10g，黄柏 10g，鱼腥草 10g，茜草 10g，败酱草 10g。14 剂。

三诊日期：2017-10-23。

患儿无不适主诉，无皮疹，复查尿常规示高倍视野下镜检红细胞 2 ～ 4 个。舌质淡红，苔白，脉滑。

处方：牡丹皮 10g，赤小豆 3g，藕节炭 10g，苦参 10g，石韦 15g，莲须 10g，淡豆豉 12g，凤尾草 15g，土牛膝 15g，茜草 10g，仙鹤草 10g，败酱草 10g，鱼腥草 10g，小蓟 10g，杜仲炭 10g，生山楂 10g。

四诊日期：2017-11-6。

患儿无新出皮疹，无腹痛，食欲好，大便正常。复查尿常规示高倍视野下镜检红细胞 0～2 个，蛋白（－）。舌质红，苔白。

处方：莲须 10g，淡豆豉 12g，赤小豆 10g，小蓟 15g，白茅根 10g，苦参 10g，石韦 3g，凤尾草 15g，土牛膝 3g，生山楂 10g，山药 20g，芡实 10g，仙鹤草 10g，血余炭 10g，杜仲茶 10g，败酱草 10g，虎杖 10g，厚朴 10g。

2 周后复诊，无新出皮疹，复查尿常规未见异常。

按语： 患儿虽病程 3 个月余，但湿热症状仍较重，皮肤紫癜，血尿治疗以清血凉血、利湿为主。青黛、紫草、赤小豆、小蓟、苦参、石韦、凤尾草、土牛膝均为闫教授治疗湿热型紫癜肾炎常用药物，杜仲茶、血余炭止血化瘀，川楝子行气，虎杖清热凉血祛瘀，败酱草、鱼腥草解毒祛痰，山药、芡实补益脾肾，厚朴行气消肿，气血同调，湿热皆去，以达到消肿、凉血利尿的作用。闫慧敏教授指出本病案湿热下注为主要病机，并有瘀湿内蕴、气机失调的特点，在治疗中辨证施治，抓住重点，从而达到一定的疗效，治疗过程中还要注意益气养阴、化瘀通治，以助病情稳定。

验案 4

患儿，女，8 岁。初诊日期：2022-9-30。

主诉：尿检异常 2 个月余。

现病史：患儿 2 个月余前受凉后出现浮肿、少尿，于当地确诊"肾病综合征"。于当地医院查 24 小时尿蛋白定量 4.72g/24h，予口服泼尼松 6 周。目前双下肢仍有轻度水肿，查尿常规示蛋白（++），高倍视野下镜检红细胞 20 ～ 30 个，纳食量较大，大便尚成形，易出汗。为进一步治疗来院就诊。

四诊摘要：双下肢稍肿，尿色深黄，易出汗，进食量较大，大便尚成形。舌质稍暗，苔白厚，脉滑数。

中医诊断：水肿（水湿浸淫）。

西医诊断：肾病综合征。

辨证分析：患者外感病邪，迁延未愈，伤及脾胃。脾喜燥而恶湿，脾气受困而失其运化之职，水湿停聚不行，泛滥肌肤，发为水肿。结合患者舌脉，故诊断水肿病，水湿浸淫证。

治则：温肾利湿，健脾益气。

处方：猪苓 12g，茯苓 12g，白术 9g，泽泻 12g，桂枝 3g，黄芪 6g，党参 6g，橘皮 6g，苍术 3g，柴胡 6g，桃仁 6g，红花 6g，升麻 2g，木香 2g，14 剂；嘱忌食冷饮。

二诊日期：2022-10-14。

患儿服药 7 天后，浮肿缓解，食欲仍偏盛，出汗较前减轻，察舌淡红，苔白，稍厚，脉细、稍滑。复查尿检示蛋白（++），高倍视野下红细胞 6 ～ 8 个；24 小时尿蛋白定量 2.13g/24h。前方去桃仁、红花，余药不变，继服 14 剂。

三诊日期：2022-10-28。

患儿未诉不适，食量较前减少，无汗出等表现，大便日行 1 ～ 2 次，尚成形，舌淡红，苔稍腻，脉细，睡眠可，二便调。辨证为脾胃气虚、肾阳不足证。

处方：黄芪6g，党参6g，炒白术6g，炙甘草10g，山药6g，山茱萸6g，附子2g，干地黄6g，泽泻9g，茯苓9g。30剂。余治疗同前。

四诊日期：2022-11-30。

患儿未诉不适，食量较前减少，无汗出表现等，大便日行1～2次，尚成形，察舌淡红，苔稍腻，脉细，睡眠可，二便调。辨证为脾胃气虚、肾阳不足证。守方不变，继予中药口服30剂。余治疗同前。

五诊日期：2022-12-28。

患儿未诉不适，食量趋于正常。察舌淡红，苔薄白，睡眠可，二便调。复查尿检：蛋白阴性，24小时尿蛋白定量0.92g/24h。前方去附子、干地黄，加炒山楂9g，鸡内金9g。继口服30剂。

后随访6个月至今激素已减停，复查尿检蛋白持续阴性。

按语： 肾病综合征是肾小球滤过屏障通透性增加导致的肾脏疾病，微小病变肾病是儿童肾病最常见的病因，大多数患者激素治疗有效。水肿是其最常见的表现，而中医以水肿病为诊断也更符合疾病病初的临床表现。闫教授指出，水肿病病位不仅在于肾，还在肺、脾二脏。肺失宣降通调，脾失健运，肾失开合共同致病，三者相互联系影响，常以肾为本，以肺为标。但是随着疾病的进一步发展和治疗，大部分患者的水肿会逐渐减轻或完全消失，有的患者以血尿为主要表现，有的患者可能没有特征性的临床表现。闫老师分期治疗本病，急性期湿瘀互结，阻遏于肾络，以五苓散合调中益气汤以祛湿活血、健脾益气，缓解期则重视三脏虚损，以补中益气汤合肾气丸化裁。

三、尿频（神经性尿频）

1. 病机挈要

尿频在临床并不少见，尤其女童更多见，有时伴有尿急、尿痛。《小儿卫生总微论方·五淋论》云："小便有滴沥者，有不通者，由小肠与膀胱有热，二经俱主水，水入小肠，传于膀胱循水道出而小便也，热气乘之，则水耗少而引涩，故滴沥而下也。"《诸病源候论》云："小便数者，膀胱与肾俱有客热乘之故也。肾与膀胱为表里，俱主水，肾气下通于阴，此二经俱受客热，则水行涩，故小便不快而起数也。"闫慧敏教授认为湿热下注、肾与膀胱失司，是小儿尿频初发时的重要原因。而小儿发育尚未成熟，部分脏腑功能还未健全，神经性尿频的特点为患儿在白昼尿频、尿急、尿量少而不痛，入睡后尿频消失，且无尿床现象。

闫慧敏
儿科临证
50年心得录

2. 闫慧敏教授治疗小儿尿频经验

在治疗方面，闫教授认为急性期以实证为主，恢复期虚实夹杂，病程迁延者以虚证为主。同时治疗中有寒热之分，因患儿年幼，饮食不节，故治疗应注意调理肾及膀胱的同时顾护脾胃，从而清热而不伤正气。脾、肾不足是虚证的主要特点，同时应注意肺主通调水道，亦可在其发病中具有重要作用。部分患儿因发病、情绪紧张、焦虑等心理性因素致疾病不易缓解，此类患儿需要注意疏导心情，调畅情志，减少情绪刺激。

3. 验案拾萃

患儿，女，3岁。初诊日期：2022-5-26。

主诉：排尿次数增多5天。

现病史：患儿5天前曾进食冷饮后在空调房玩耍，后排稀便1次，低热1天，后出现排尿次数增多，1～2小时1次，每天约10余次，尿量减少，且有时仅有点滴尿液排出，以白天为主，夜间少有发作。于当地社区医院查尿常规未见异常，遂来院就诊。近2日患儿进食量偏少，大便尚成形，尿稍浑，色深黄，饮水量一般，白天时有哭闹，睡眠欠安，难以入睡。

四诊摘要：排尿次数增多，尿稍浑，色深黄，有汗，睡眠差，手足心欠温，进食量偏少，大便尚正常。舌稍红，苔薄黄，脉稍细数。

中医诊断：小儿尿频（湿热下注）。

西医诊断：神经性尿频。

辨证分析：小儿脾常不足，饮食不节而伤脾，脾失健运，湿浊内生，且患儿感受寒邪，入里化热，湿热互结而下注膀胱，加之小儿肾常虚，肾主水，司二便，与膀胱相表里。脾肾不足，肾气亏虚，膀胱气化失司而致小便频数，淋沥不畅。结合舌脉，诊为小儿淋证（湿热下注证）。

处方：萹蓄6g，瞿麦9g，车前草9g，金钱草6g，栀子6g，炒白术9g，益智仁6g，山药6g，白术9g，薏苡仁15g，甘草6g，7剂；皮内针治疗：气海、关元、双侧肾俞，共4个穴位，每日点按刺激穴位10分钟；忌食冷饮。

二诊日期：2022-6-2。

患儿治疗2天后尿频明显减轻，4天后排尿次数恢复正常，现白天出汗较明显，手足心欠温，察舌淡红，苔白，稍厚，脉细、稍滑。前方去车前草、金钱草、栀子，加柴胡6g，升麻

6g。继服 5 剂。

三诊日期：2022-6-7。

患儿无尿频，睡眠较前安稳，汗出减轻，纳食一般，大便欠成形。察舌淡红，苔白，稍厚，脉稍细。前方去萹蓄、瞿麦，加黄芪 6g，党参 3g，茯苓 9g。继服 14 剂。

服药后患儿于网络问诊复诊，无不适，嘱停药。

按语：闫教授认为本患儿为脾肾不足兼以湿热致病，故予八正散化裁治疗，同时注意顾护脾胃，清热而不伤正气，健脾益肾时应注意肺主通调水道。

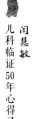

闫慧敏
儿科临证50年心得录

第五节　皮肤病

一、湿疹

1.病机撮要

湿疹是由多种内外因素引起瘙痒剧烈的一种皮肤炎症反应。湿疹病因复杂，常为内外因相互作用的结果，易反复发作，是儿童常见的皮肤病，属中医"湿疮"的范畴。闫教授治疗儿童湿疹临床经验丰富。在湿疹的临证过程中，她认为湿疹由风、湿、热邪内侵所致，具有"本虚标实"的病机特点，脾胃虚弱为本，风、湿、热郁于腠理为标，早期风热、湿热为主，疹色鲜红、瘙痒明显，后期耗血伤津，脾虚血燥，肌肤失养，故病程多迁延难愈。

2.闫慧敏教授治疗小儿湿疹经验

闫教授强调治脾胃在湿疹治疗中的重要性，治疗上需时时以脾胃为重，照顾脾胃的生生之气。在临证过程中，根据辨证特点，处方论治，无论急性期还是恢复期，均加以顾护脾胃药物，以治病求本。具体辨证分型如下：

（1）风热外束

本证患儿发病较快，病程较短，瘙痒较重。症见皮肤局部红、肿、胀，灼热痒痛，伴皮肤红斑、灼热，可有密集的红色丘疹或水疱，严重时可有糜烂、渗出等；身热口渴、心烦、大便秘结、小便短赤，脉象弦滑或数，舌质红，舌苔淡黄。治宜清热凉血、燥湿止痒，基本方药可选用银翘散合泻黄散，酌加知母、黄柏、土茯苓等。

（2）湿邪内蕴

本证患儿发病较缓，病程迁延，反复发作，瘙痒不甚。症见皮肤色暗淡或有鳞屑，渗出明显，瘙痒，皮损以丘疹或丘疱疹为主，局部皮肤可肥厚，色素加深，时有轻微糜烂和结痂；食少、乏力，胃脘满闷，口中黏腻，不思饮食，大便先干后溏，小便清长或微黄，舌淡胖，苔薄白或腻，脉缓或濡。脾气虚明显者可选用健脾丸，偏于积滞实证者可选用平胃散，二方皆可选加苦参、白鲜皮等以燥湿止痒。

（3）食积内热

本证患儿瘙痒时有发作，或饮食不适时突然加重，小儿常不喜饮食或饮食偏食，啼哭烦闹。方药常用保和丸，酌加茯苓皮、五味子、苍术、炒栀子等药以健脾消食清热。

（4）肝郁血虚

本证患儿的皮损以"厚"为突出特点，相对局限，色暗或色素沉着，自觉痒甚，易倾向渗出，表面有抓痕、血痂、脱屑，偶发红丘疹。自觉手足心发热，口干不思饮，大便干，舌质红或瘀点，脉象细数。方药可选用柴胡疏肝散合四物汤为主，可酌加荆芥、蝉蜕、远志等。

以上各型湿疹的诊疗用药中，皆可酌加防风、地肤子、浮萍等祛风止痒之品。同时在治疗中，用药宜慎用、少用苦寒之品，以免进一步损伤小儿脾胃，而且在皮损好转后，应针对病机继续服药一段时间，避免复发。

3. 验案拾萃

患儿，男，3岁。初诊日期：2018-8-3。

主诉：反复湿疹2个月余。

现病史：患儿2个月余前颜面及躯干出现反复湿疹，痒，疹色红，遇热加重。现已控制饮食，大便干，有口臭，食欲一般，夜眠可，汗多，舌红苔黄，脉数。

中医诊断：湿疮（湿热内蕴，血虚风盛）。

西医诊断：慢性湿疹。

辨证分析：患儿素体脾虚，水湿停滞，湿邪困阻，日久化热，充于肌肤腠理，浸淫肌肤而发病，湿邪郁久伤及气血，亦可化燥伤阴致脾虚血燥。

治则：清热利湿，活血疏风。

处方：青黛3g，紫草10g，白鲜皮10g，苦参10g，川芎6g，牡丹皮10g，莲子心4g，炙甘草4g，炒栀子10g，黄柏10g，炙黄芪10g，防风10g，生麦芽15g，生山楂10g，熟大黄

4g，枳壳 10g；保持皮肤湿润。

按语：湿疹发病为小儿先天禀赋不耐，后天失调养；饮食不节，伤及脾胃；生湿停饮，使脾为湿困，水湿停滞，日久化热，充于肌肤腠理，浸淫肌肤而发病，湿邪郁久亦可化燥伤阴致脾虚血燥。治疗上，清热利湿并注意固护脾胃，"治风先治血，血行风自灭"，故还应注意活血疏风。

二、紫癜（皮肤型过敏性紫癜）

1. 病机挈要

过敏性紫癜是由多种因素引起的广泛性、系统性、白细胞碎裂性微小血管炎。其皮肤紫癜以血液溢于皮肤、筋膜之下，出现瘀点瘀斑为其临床特征，部分患者可出现呕血、便血、尿血，属于中医"血证"范畴，亦归属于中医古籍中所记载的"葡萄疫""紫癜风"等病证。闫教授强调本病病因内外相合，病机较为复杂，多为虚实夹杂之证，其病位表里相兼，涉及多个脏腑。皮肤型过敏性紫癜多因风湿热毒入营动血，脉络损伤，血不循经，溢出脉络，渗于皮肤，病机多在湿、热、瘀、虚，治疗多以清热祛湿、祛风消斑为主，兼顾护正气。

2. 闫慧敏教授治疗小儿紫癜经验

对于皮肤型紫癜的诊治，闫教授强调要根据患儿的病情，分期治疗。皮肤型紫癜，病之初期以毒热蕴结、实证为主；病变中期，热盛伤阴，阴伤及气，耗气伤阴，出现阴虚火旺或者气阴不足之证，以虚为主，兼有实邪；病至后期，病情日久不愈，反复尿血或长期蛋白丢失，或失治误治，易出现阴损及阳，并损及脾、肾等脏腑功能，形成脾肾两虚之候。治疗应根据患儿不同阶段、不同临床表现，予以清热利湿、凉血消斑、活血化瘀、益气养阴等治疗，各有侧重。

3. 验案拾萃

患儿，男，9岁。初诊日期：2018-7-4。

主诉：下肢反复皮疹1个月余。

现病史：1个月前患儿发热后，双下肢出现皮疹，踝关节附近多见，无明显腹痛、呕吐，在当地查血、尿常规正常，诊断为"过敏性紫癜（皮肤型）"，予维生素C、芦丁片等治疗，下肢皮疹仍有反复，紫癜初起时部分有触痛，时有足踝肿痛。发病以来，患儿食欲欠佳，大便干，尿色、尿量正常，无发热，无咳喘。

辅助检查：血常规、尿常规无明显异常。

四诊摘要：食欲欠佳，无腹痛，大便干，无多汗，体温正常，偶咳，稍鼻塞，无腹痛，下肢散在大小不等的鲜红色皮疹，压之无褪色，分布对称，踝关节附近多见，咽充血，扁桃体Ⅱ度肿大，腹软，无压痛。舌红，苔黄稍腻，脉滑数。

中医诊断：紫癜（风热外感，兼血热妄行）。

西医诊断：过敏性紫癜（皮肤型）。

辨证分析：患儿气血未充，卫外不固，外感时令之邪，六气皆易从火化，蕴郁于皮毛肌肉之间。风热之邪与气血相搏，热伤血络，迫血妄行，溢于脉外，渗于皮下，发为紫癜。邪重者还可伤其阴络，出现便血、尿血等。血溢络外，碍滞气机，损伤肠络则出现腹痛，夹湿留注关节，则可见关节局部肿痛、屈伸不利。本例患儿由风热之邪外感，内窜血络所致，起病较急，紫癜色泽鲜红，伴风热表证，如发热、鼻塞、咳嗽等。患儿又因病程日久，内热壅盛，迫血妄行，灼伤络脉，血液外渗而紫癜反复。

治则：疏散风热，凉血止血。

处方：生地黄15g，牡丹皮10g，青黛3g，紫草9g，炒栀子10g，防风10g，连翘10g，败酱草10g，赤芍10g。

二诊日期：2018-7-18。

患儿皮疹大部分消退，近1周因活动后皮疹反复，偶腹痛，无呕吐，恶心，大便干，两日1行，舌红，苔白，脉滑数。监测尿常规未见异常；腹部超声示未见异常。

处方：生地黄15g，牡丹皮10g，木香9g，炒栀子10g，连翘10g，败酱草10g，升麻10g，当归10g，生石膏10g，防风15g，藿香3g，陈皮9g，大血藤9g，厚朴9g；反复叮嘱患儿及家长注意生活护理，防止病情反复或加重。

三诊日期：2018-8-12。

服药后腹痛缓解，皮疹部分有消退，大便每日一次，成形，较前好转，稍乏力，舌红，苔白，脉滑。邪热已去大半，胃肠积滞消除，气血运行逐渐恢复正常，治疗上以健脾和胃、兼清余热为主，同时继续嘱患儿休息，合理饮食。

处方：焦神曲9g，焦麦芽9g，焦山楂9g，陈皮9g，木香9g，茯苓9g，连翘9g，莱菔子9g，赤芍9g，白芍9g，丹参9g，荔枝核9g，炒白术9g，山药9g；同时注意休息，清淡饮食。

按语： 过敏性紫癜早期，责于风湿热毒，病位多在心、胃，以邪气为主。若病情日久，调护不周，可导致饮食积滞，脾胃受损，化热伤络，出现腹痛、呕吐、便血等肠络灼伤表现。同时，血热日久，可化生瘀血，加重病情，因此多虚中夹实。治疗时，一方面要祛邪，即清热、活血、化瘀，另一方面还要注意顾护正气，保护脾胃功能正常运行，从而达到治病求本的目的。

第六节　疑难杂症

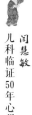

一、温病（传染性单核细胞增多症）

儿童传染性单核细胞增多症主要由 EB 病毒感染引起，以发热、咽峡炎、颈部淋巴结肿大、肝脾肿大、白细胞增多（分类以淋巴细胞为主，异形淋巴细胞增多）为主要表现，部分患儿可能会引起心肌炎或心肌损害、脾肿大破裂等严重并发症，极少数患儿有发展至血液肿瘤性疾病的可能，因此家长往往会因此焦虑，而中药在治疗病毒感染、缓解症状方面有一定优势。

1. 病机挈要

闫慧敏教授认为，传染性单核细胞增多症之发热、咽喉红肿疼痛、瘰疬、癥瘕等表现属于中医"温病"范畴。"温毒咽喉肿痛，耳前耳后肿，颊肿"（《温病条辨》），"风热毒气客于咽喉、额颊之间，与气血相搏，结聚肿痛"（《诸病源候论·小儿杂病诸候》）。小儿正气不足，调护不周，感受疫毒邪气，肺卫受邪，邪正交争，肺失宣降，邪热上攻肺卫门户之咽喉，故可见发热、咽痛、咽干等表现。随着病情进展，毒热入里，热毒上灼咽喉，引起喉核肿痛，甚至溃烂、肉腐成脓，故咽喉可见白色分泌物。邪热炽盛，炼液成痰，痰瘀互结，结于少阳，气滞血瘀，经行不畅，可见痰核积聚、腹中痞块等表现。严重者可出现热毒内陷营血，发为斑疹、出血等表现。闫慧敏教授强调本病病理因素以痰、热、毒、瘀为主，以卫气营血及三焦所属脏腑功能失调为主要表现。

2.闫慧敏教授治疗小儿传染性单核细胞增多症经验

闫慧敏教授认为，本病治疗以豁痰清热、解毒化瘀为主要原则，分期辨证论治。闫慧敏教授对本病有着非常丰富的临床经验，往往可以获得非常好的临床效果。闫慧敏教授强调本病的治疗应遵从温病中卫气营血辨证，初期以实证为主，恢复期以虚实夹杂或虚证为主。

本病初期以高热、轻度恶寒或无恶寒、咽部疼痛、咽干喜冷饮、汗出热不解、舌尖红、苔薄白或者薄黄、脉浮数为主要表现；治疗宜清热利咽，疏风解表。闫慧敏教授强调起病初期，应尽量防止其迅速传变。闫慧敏教授遵从叶天士提出温病治疗原则"在卫汗之可也"，积极疏风清热、解表利咽，方以银翘散加减治疗。因金银花价格较高，闫慧敏教授有时会以忍冬藤代替。常用药物包括忍冬藤、连翘、桔梗、牛蒡子、薄荷、荆芥穗、板蓝根、山豆根、公英、芦根等。其中，芦根用量较大，15～30g。闫慧敏教授重用芦根，用意有三：一是取其清肺胃蕴热、疏风散邪、解表透热之意；二是芦根气味芳香，沁人心脾，令患儿心情舒缓，使药物味道甘甜易于服用；三是取其

"治上焦如羽，非轻不举"之义。

中期患儿持续高热，呈稽留热或弛张热表现，咽痛明显，喉核溃烂，进食费力，颈部淋巴结肿大，肝脾大，舌红苔黄或者黄腻，脉弦滑。部分患儿可见斑疹隐隐、舌红绛等气血两燔表现。闫慧敏教授认为此期为传染性单核细胞增多症最为严重的阶段，应积极清热解毒、清气凉血、化瘀散结。治疗以普济消毒饮加减，药物包括黄芩、黄连、牛蒡子、玄参、桔梗、甘草、连翘、石膏、知母、栀子等。若气血两燔证明显，加用生地黄、赤芍、牡丹皮、丹参化瘀散结，凉血通络。闫慧敏教授此期的治疗石膏用量较大，取 30～60g 以清气分之热，透邪外达，凉而不遏邪。若大便干结、口鼻气热者，予大黄、莱菔子以泄热通便，引邪外出。

恢复期患儿由高热转为低热，或热退，或夜热早凉，伴口咽干燥、渴欲饮水、乏力、手足心热、舌红少苔、脉细数。治疗宜养阴清热，益气养血。闫慧敏教授认为此期邪去大半，正气亏虚，故应祛邪不伤正，扶正不恋邪。此期患儿往往遗留颈部淋巴结肿大、肝脾肿大、肝酶异常等症，治疗除益气养阴外，还应注意活血化瘀、散结通络。治疗宜竹叶石膏汤加减，同时配予桃仁、红花、丹参、赤芍等。此期闫慧敏教授赤芍用量较大，取其活血化瘀、凉血散结之意。赤芍用量 15～30g，安全可靠，对于改善肝脾肿大、颈部淋巴结肿大效果显著。

3. 验案拾萃

验案 1

患儿，男，8 岁。初诊日期：2020-2-13。

主诉：发热伴颈部肿物 5 天。

现病史：患儿5天前开始反复发热，体温最高39℃，双眼睑稍肿，咽痛，偶咳，伴鼻塞、夜间打鼾，予头孢类抗生素等治疗，效果欠佳，为求进一步治疗，来院就诊，复查血常规白细胞17.6×10⁹/L，淋巴细胞77%，异型淋巴细胞细胞10%。患儿自发病以来，食欲欠佳，大便两日未行，小便黄。

四诊摘要：神清，反应可，呼吸平稳。未见皮疹。颈部触及数枚肿大淋巴结，质地中等，无压痛，双眼睑稍肿，口唇红，咽充血，双扁桃体Ⅱ度肿大，可见分泌物，双肺呼吸音粗，未闻及啰音，心音有力，律齐，各瓣膜听诊区未闻及杂音。腹软，稍胀，无压痛、反跳痛，肝肋下3cm，脾肋下2cm，质中边钝。舌红苔白腻，脉滑数。

中医诊断：温病（湿热内蕴，气机阻滞）。

西医诊断：传染性单核细胞增多症。

辨证分析：患儿感受温毒外邪，邪热炽盛，炼液成痰，痰瘀互结，结于少阳，气滞血瘀，经行不畅，可见痰核积聚之诸症。

治则：清热化湿，行气通络。

处方：寒水石15g，生石膏15g，滑石10g，赤芍10g，牡丹皮10g，姜厚朴10g，大黄4g，白豆蔻10g，通草10g，柴胡10g，黄芩10g。7剂，水煎服。

二诊：体温恢复正常，咽痛好转，轻咳痰不多，纳差，大便通，咽充血（＋），双扁桃体见少量白色分泌物。舌红、苔黄厚，脉滑。治疗以前方去石膏、大黄，加用半夏10g，连翘9g。口服1周。

三诊：体温正常，咽痛缓解，精神好转，无特殊不适，大便稍稀糊。

处方：炒白术 6g，陈皮 6g，半夏 6g，茯苓 9g，浙贝母 15g，炙甘草 6g，赤芍 9g，芦根 9g，柴胡 6g，郁金 6g。7 剂，水煎服，每次 100mL，一日两次。

按语：闫慧敏教授认为，本病在传变过程中，脾胃功能状态和中气盛衰决定着湿热的转化，可有湿偏重、热偏重、湿热并重三种类型。小儿为稚阴稚阳之体，易感触外感热性疾病而不能及时疏解，传变迅速。脾胃为三焦气化的枢纽，病邪可蒙上流下，弥漫三焦。湿热蕴毒，上攻咽喉，热盛肉腐，故见咽部红肿溃烂。病邪流窜经络，热邪与湿痰互结，形成痰核。湿热邪盛，郁结于两胁，以致气滞成血瘀，则胁下痞块。治疗宜清热化湿、通络化瘀。本患儿就诊时壮热烦渴，咽喉红肿，溃烂化脓，舌红，脉数，正邪相争激烈，应速投清热解毒、凉血泻火之品，谨防变证。邪在气营，湿热并重，一诊方中注重泻火、清热解毒、凉血散瘀，兼化三焦湿邪。二诊身热已退，但仍有湿热胶着之象，治以湿热分消、清热凉血。后期邪热渐退，湿邪缠绵，邪气入络，痰湿互结，气滞血瘀，治疗着重化湿，同时行气散结、健脾扶正。当邪热渐退，湿邪缠绵，邪气入络，痰湿互结，气滞血瘀，治疗予化痰散结、健脾化湿。方用白术、陈皮、半夏、茯苓等理气燥湿健脾，用浙贝母、芦根等清热化痰，兼加柴胡、郁金等加强理气开郁之功效。经过治疗，患儿体温正常，咽部症状缓解，淋巴结减小，肝脾回缩，治疗有效。

验案 2

患儿，男，2 岁。初诊日期：2021-9-26。

主诉：间断发热 11 天，发现颈部肿物 9 天。

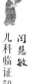

现病史：患儿11天前发热，体温不到38℃，伴鼻塞流涕，无咳嗽、咽痛等不适，自行服用蒲地蓝消炎口服液等。9天前，患儿颈部可触及绿豆大小肿物，质软，未予特殊处理。3天前，患儿仍发热，颈部肿大较前增大，就诊于当地医院，化验示白细胞$20.6×10^9$/L，淋巴细胞百分率88%，异型淋巴细胞百分率9%；谷丙转氨酶144 U/L，谷草转氨酶163.6 U/L；腹部超声未见明显异常。当地医院诊断为"EB病毒感染"，给予阿昔洛韦、谷胱甘肽静脉滴注后，患儿仍发热，体温最高39.1℃，纳食差，大便干，小便色黄。现为求进一步治疗，前来就诊。

辅助检查：血常规示白细胞$16.1×10^9$/L，中性粒细胞百分率8.5%，淋巴细胞百分率85.7%，血红蛋白120g/L，血小板$334×10^9$/L，C反应蛋白阴性，异型淋巴细胞百分率6%；颈部超声示双颈部多发淋巴结肿大。

四诊摘要：壮热心烦，咽红疼痛，颈部瘰疬，口臭，纳差，大便干，尿色黄，舌红，苔黄稍厚，脉洪数。

中医诊断：温病（气营两燔）。

西医诊断：传染性单核细胞增多症。

辨证分析：小儿脏腑娇嫩，形气未充，温热疫毒之邪从口鼻而入，首犯肺卫，表邪不解，入于肺胃，热毒内炽，故出现壮热心烦。邪毒入里，卫气同病，上攻咽喉，则出现咽喉红肿疼痛，乳蛾肿大。热毒炽盛，灼液成痰，热入营血，血热互结成瘀，痰瘀火结，流注经络，可出现瘰疬。气血瘀滞，可见肝脏肿大。邪犯胃腑，则纳差。结合舌红，苔黄稍厚，脉洪数，属气营两燔证。

处方：生地黄9g，知母9g，甘草6g，黄连3g，黄芩6g，牡丹皮 9g，生石膏 15g，栀子 6g，玄参 9g，连翘 9g，竹叶 9g，桔梗 9g，鸡内金 9g，生山楂 9g。水煎服，5 剂，一次 100mL，一日两次。

二诊日期：2021-10-1。

患儿体温正常，颈部肿物缩小，无触痛，无咽痛，喜卧，口干口渴，小便黄，大便正常。舌淡红，苔少，脉细数。复查血常规示白细胞 $5.83×10^9$/L，中性粒细胞百分率 19.6%，淋巴细胞百分率 73.9%，C 反应蛋白 0.5mg/L，异型淋巴细胞百分率 4%。

处方：青蒿 6g，鳖甲 9g，生地黄 9g，知母 6g，牡丹皮 9g，玄参 9g，生牡蛎 10g，夏枯草 9g，谷芽 9g，麦芽 9g。7 剂，水煎服，一次 100mL，一日两次。

继服 1 周，诸症缓解。

按语：本证多由疫毒邪气内侵脏腑、外窜肌表、气血两燔所致，患儿病初表现为高热、咽痛、颈部瘰疬、口臭、纳差，为病邪在气营，属实证，治以清气凉营为主。闫慧敏教授治疗此例应用清瘟败毒饮加减，治以清热解毒、凉血泻火。方中生石膏直清胃热，胃是水谷之海，十二经的气血皆禀于胃，所以胃热清则十二经之火自消。石膏配知母、甘草，有清热保津之功；连翘、竹叶，轻清宣透，清透气分表里之热毒；黄芩、黄连、栀子通泄三焦，可清泄气分上下之火邪。诸药合用，以清气分之热。生地黄、牡丹皮共用，专于凉血解毒、养阴化瘀，以清血分之热。此外，玄参、桔梗、甘草、连翘同用，还能清润咽喉；竹叶、栀子同用则清心利尿，导热下行；鸡内金、生山楂健胃消食、顾护脾胃。诸药配伍，共奏清气凉营、解毒利咽之效。后期津气耗伤，正虚邪恋，以虚证表现为主。患儿热

闫慧敏
儿科临证
50年心得录

病日久，气阴两伤，余邪未尽，伤气者则喜卧，伤阴者则口渴口干、小便黄。舌淡红，苔少，脉细数，为气阴两伤之象。故调整方药以益气生津、清解余热为主。闫教授认为，本病辨证的关键在于分清卫气营血的不同阶段，邪在卫分、气分属轻证，邪在气营（血）分，则多表现为重证。总体治则以清热解毒、化痰祛瘀为主。在卫应当疏风解表；在气则清气泄热、化痰散结；热入营血宜清营凉血；后期多表现为气阴两伤之象，治疗多益气养阴，兼清除余热。若夹杂湿邪，则应以化湿利湿、通络达邪为主。

二、胞生痰核（霰粒肿）

1. 病机撮要

霰粒肿，又称睑板腺囊肿，由于睑板腺出口阻塞，导致分泌物储留，形成慢性炎性肉芽肿，眼科多采用手术治疗，但易复发，家长多有顾虑，多求助于中医治疗。因其表现为胞睑内的核状硬结，逐渐长大，触之不痛，皮色如常，与皮肤无粘连，属于中医"胞生痰核""脾生痰核"范畴，在儿童期发病率较高。闫慧敏教授亦强调本病多因脾虚痰湿，日久化热，壅滞积结于胞睑而成，并总结出中医治疗小儿霰粒肿的独特经验，疗效甚佳。

2. 闫慧敏教授治疗小儿胞生痰核经验

（1）审证求因，肝脾同治

霰粒肿发于胞睑，胞睑在中医眼科"五轮学说"中属"肉轮"，内应于脾，胞睑疾患与脾胃功能密切相关。本病多因饮食不节、素体脾虚或喂养不当，使得小儿中焦呆滞不化，痰湿停滞，阻于经络，上乘胞睑而致此患，故而闫慧敏教授认为本病发生发展与脾胃相关。霰粒肿虽病发于胞睑，实者根在脏腑，五脏六腑之精气皆上注于目，目为肝之窍，与肝亦密不可分，小儿肝常有余，脾气急躁多变，易致肝失条达，肝气不舒，肝木乘脾，脾失健运，痰湿内生，或肝经伏热上攻于目，痰热互结，循经上犯睑中，阻滞脉络，而见胞核。综上所述，小儿霰粒肿多责之于脾失健运、痰湿阻滞或肝木乘脾、痰热互结。在治疗上，闫慧敏教授根据病因的不同，以化痰祛湿为本，对该病进行辨证论治，得到患儿及家长的一致肯定。

（2）以化痰祛湿为本，分型辨证论治

闫慧敏教授根据病因的不同，以肝和脾作为不同的侧重点，将本病分为2个证型进行论治：脾失健运，痰湿阻滞；肝木乘脾，痰热互结。胞核较小者多无任何自觉症状，较大者可有眼睑重坠感。脾失健运，痰湿阻滞型患儿可伴纳食欠佳、易腹胀、易便溏、舌质淡、苔白腻、脉濡滑或滑等症，治以燥湿化痰、软坚散结。合并局部红肿热痛者，酌加清热解毒药物；食积明显者，加焦三仙、莱菔子等消食化积。肝木乘脾，痰热互结型患儿胞睑内硬结，日久反复，多易烦躁，可见口臭、夜眠欠佳或夜间磨牙、食欲欠佳或挑食、大便干、舌红苔白或黄、脉滑数等症。此证多因肝旺乘脾，加之饮食不节，脾胃蕴热生痰，痰热相结，阻滞脉络，舌脉亦可见湿热内蕴之象，治以清肝理脾、化痰散结。

3. 验案拾萃

验案 1

患儿，男，6 岁。初诊日期：2021-3-5。

主诉：双眼睑肿物 1 年余。

现病史：患儿 1 年余前双眼眼睑出现肿块，眼科诊断"霰粒肿"，曾予局部眼药及热敷治疗，时轻时重，反复发作，家长拒绝手术治疗。患儿食欲一般，偏食，喜甜食，喜肉食，蔬菜少食，大便干稀不调，2～3 天一行，性急，口中异味，夜间睡眠尚可，偶有磨牙等表现。

四诊摘要：精神好，双眼结膜略充血，双眼睑可见肿物，无溃破，舌红，苔黄，脉滑数。

中医诊断：胞生痰核（肝木乘脾，痰热阻络）。

西医诊断：霰粒肿（睑板腺囊肿）。

辩证分析：本霰粒肿患儿，平素饮食不节，脾虚积滞，肝木乘脾土，亦常伴有暴躁易怒、注意力不集中、夜眠欠安、脉弦等肝旺之象，痰热互结，瘀阻胞睑而发为本病。

治则：清肝理脾，化痰散结。

处方：钩藤 10g，蝉蜕 6g，菊花 10g，莲子心 6g，茯苓 10g，石决明 15g，盐蒺藜 10g，川芎 10g，牛膝 9g，厚朴 9g，炒莱菔子 10g，炒麦芽 10g，鲜芦根 30g。7 剂，水煎服，日两次。

二诊：患儿眼睑肿物较前减小，部分消失，眼红改善，便秘、夜间磨牙好转。舌淡红，苔薄白，脉滑。前方去石决明、盐蒺藜、厚朴，加用黄精 9g，继续口服 14 剂。

三诊：药后症状明显好转，双眼睑肿物不明显，纳食可，大便 1 天 1 次，性状可，脾气改善，舌淡红，苔薄白，脉滑。继续服二诊方 7 剂。

停药后随访 3 个月病情无反复。

按语： 闫慧敏教授认为本霰粒肿患儿平素饮食不节，有食少纳呆、体倦乏力、进食后易腹胀或便溏等脾虚之象，亦常伴有暴躁易怒、注意力不集中、夜眠欠安、脉弦等肝旺之象，故从肝脾入手论治霰粒肿，终获良效。

验案 2

患儿，女，4 岁。初诊日期：2018-2-14。

主诉：左眼睑肿物半月余，突发红肿 2 天。

现病史：半月前左上眼睑发现肿物，逐渐增大，当地医院考虑霰粒肿，要求手术治疗，家长未同意手术，2 天前眼睑局部出现红肿疼痛，睁眼困难，来院就诊。平素食欲好，大便干，2～3 天一行，易呃逆，夜间睡眠不安，晨起口臭，偶诉腹痛，夜间汗多。

四诊摘要：面色少华，左眼上睑红赤肿疼，相应睑内稍突，睑结膜紫赤，口唇红，稍干，手心潮热，舌苔稍黄腻，脉滑数。

中医诊断：胞生痰核（湿热蕴结，肝郁脾虚）。

西医诊断：霰粒肿。

辩证分析：本患儿痰火湿热蕴结，肝郁脾虚。由脾胃蕴热与痰湿相结阻滞经络，瘀于胞睑而发。

治则：清热利湿，疏肝健脾。

处方：青黛 3g，菊花 10g，白茅根 10g，延胡索 10g，香附 10g，厚朴 9g，石决明 15g，盐蒺藜 10g，黄芩 10g，夏枯草 10g，仙鹤草 10g，莪术 6g，牛膝 10g，炒莱菔子 10g，丹参

10g，炒栀子 10g。口服 1 周。

调护：剩余汤药蘸纱布，局部敷眼。

二诊日期：2018-2-22。

左眼上睑红肿已消，唯留痰核，较前缩小，大便软，每日一行，口臭好转，夜间睡眠好转，偶有腹痛，仍汗较多，予前方去夏枯草、白茅根、仙鹤草，加浙贝母、连翘。辨证为痰湿互结，以疏肝健脾、化痰散结为治法。

处方：青黛 3g，菊花 10g，荔枝核 10g，延胡索 10g，香附 10g，厚朴 9g，石决明 15g，盐蒺藜 10g，黄芩 10g，莪术 6g，浙贝母 10g，连翘 6g，牛膝 10g，炒莱菔子 10g，丹参 10g，炒栀子 10g。继服 1 周。

三诊日期：2018-3-3。

胞睑痰核进一步缩小，大便好转，晨起口臭不明显，未再诉腹痛，食欲如常，舌红苔薄黄，脉滑。嘱患儿可停服汤药，改早、晚饭后口服参苓白术丸半袋，少进肥甘黏腻之品，多食蔬菜。

按语： 闫教授强调小儿霰粒肿发病机制和肝、脾关系密切。脾得肝之疏泄，运化功能才健旺；肝得脾所输布的精微滋养以后，疏泄功能大致正常，肝脾两脏在病理上是相互影响的。本患儿痰火湿热蕴结，肝郁脾虚，治疗以疏肝解郁、健脾和胃、清热利湿、化痰散结为法。

本患儿病初左眼上睑红赤肿疼，口唇红、稍干，手心潮热，舌苔稍黄腻，脉滑数，为实证热象明显，考虑湿热内蕴明显。治疗时，用青黛、黄芩、炒栀子、夏枯草以清热利湿，牛膝、白茅根以引热下行；同时，用行气疏肝药物疏肝解郁；患

第四章 专病论治

儿面色少华，病本脾胃，故加用仙鹤草扶正，莱菔子健脾消食、降气化痰；辅以莪术、丹参活血化瘀。服药后，患儿眼睑红肿消退，唯留痰核，湿热之象好转，痰湿互结明显，局部痰核，加浙贝母、连翘化痰散结，清热消肿。经过治疗，痰核进一步缩小，大便好转，予口服参苓白术丸健脾和胃，治病求本。同时加强护理。谨防营养过度，忌喂食辛辣甜甘厚味之品，多食蔬菜。

三、滞颐（流涎症）

1. 病机挈要

滞颐又名流涎不收，是指小儿涎液过多且常常不自觉地从口中溢出，涎渍颐下，多见于3岁以下幼儿。由于口水长流而不知自收，患儿可致口周潮红、糜烂，尤其是两侧的口角为著，为中医儿科常见疾病。现代医学称其为流涎症或流唾症，是一种由多因素引发的症候群[71]。

闫慧敏教授指出，口腔中口津是津液的一部分，其中清稀黏液为涎，稠滞泡沫状黏液为唾。涎为脾液，唾为肾之液，唾液的产生有赖于脾、肾功能的正常和三焦的气化。中医药对滞颐的治疗常可取效。闫慧敏教授在治疗滞颐之证时，同样谨守扶正祛邪的治则，辨证施治，脾肾同治，用药非常独到。

2. 闫慧敏教授治疗小儿滞颐经验

闫慧敏教授认为，滞颐之证主要为小儿对唾涎之液的固摄无权，责之于脾胃，临床以虚证为多见。此类小儿脾胃素虚，多见中焦虚寒、脾胃阳虚，或寒凝胃腑，水液失去温运，气化失司，气不化津，脾虚不能摄津，口中津液泛滥，廉泉不约，

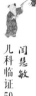

则多涎，而见口中涎多清稀。《诸病源候论·小儿杂病诸候·滞颐候》曰："滞颐之病，是小儿多涎唾，流出渍于颐下，此由脾冷液多故也。"患儿多面色无华，哭声低弱，口唇色淡，流涎不止，清稀如水，舌苔淡白，多为虚寒之象。清代陈复正在《幼幼集成》中云："小儿两颐流涎浸渍胸前者，此名滞颐，盖涎为脾之液，口为脾窍，脾胃虚寒，不能收敛津液，故涎从口出，而滞于颐。"闫慧敏教授认为，脾胃虚寒、脾阳不足是滞颐最常见的原因。而小儿先天肾气不足，肾常虚。唾为肾精所化，肾阳为一身阳气之根本，肾阳不足，不能温煦脾阳，不能摄敛唾液，而多唾、久唾，又会导致进一步耗损肾精，加重肾气不足之证。故治疗应从脾肾而治，不能单纯补脾，多益肾气以温脾气，可获得良效。

亦有患儿因过食炙煿之食，饮食失节，而致胃中伏热，或因虫积而胃热，而脾胃湿热，中焦阻滞，气机不利，摄化失常，导致津液不收，也可导致多涎。此类患儿多面色红赤，哭声响亮，口中流涎多而黏稠，口中异味，舌苔厚腻，多为湿热蕴脾之象。治疗应从脾胃论治，消积健脾，清热化湿。

（1）脾胃湿热

本证表现为流涎多而且黏稠，多有口气，口唇红赤，可伴口角赤烂，面色红赤，哭啼声响亮，纳食可，口干引饮，大便干结，溲黄，舌苔厚腻，质红，脉滑数有力，指纹紫滞。

治则：清脾利湿，消食化积。

处方：清胃散加减化裁。生石膏 12g，生地黄 10g，黄连 3g，升麻 2g，木通 2～3g；若便干，加熟大黄 3g。

（2）脾肾阳虚

本证表现为面色淡白无华，口唇色淡，涎液不止，清稀如水，哭啼声低弱，四肢不温，纳少，大便稀溏，小便清长。舌苔薄白，质淡，脉沉缓无力，指纹色淡滞。

治则：补脾益气，温肾收摄。

方药：温脾散加减。藿香9g，木香5～6g，陈皮9g，半夏6g，茯苓10g，肉桂3g，黄芪10g，六神曲9g，山药6g，乌药6g，焦山楂6～9g。

3. 验案拾萃

患儿穆某，男，2岁。

主诉：流涎半年余。

现病史：近半年来，患儿流涎不止，口干多饮，食少纳差，腹胀，多汗易感，小便清长，大便时溏，时有完谷不化。平时易感。

四诊摘要：患儿面色㿠白无华，口唇色淡，涎液不止，清稀如水，哭声低弱无力，四肢不温。舌质淡，苔薄白，脉沉缓无力。

中医诊断：滞颐（脾肾阳虚）。

西医诊断：流涎症。

辨证分析：患儿素体脾肾不足，运化失司，日久气血生化不足，脾肾失于濡养，阳气亏虚，而脾肾阳虚，摄唾失常，发为流涎。

治则：温阳化饮，健脾利湿。

处方：藿香9g，木香5～6g，陈皮9g，半夏6g，茯苓10g，肉桂3g，诃子4g，六神曲9g，黄芪10g，太子参9g，乌

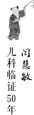

闫慧敏
儿科临证50年心得录

药 6g，生麦芽 10g。7 剂，日服两次。

二诊：患儿流涎略有减轻，精神食欲好转，大便成形。继续微调整前方用药，去生麦芽，加焦山楂 6g，煅牡蛎 10g，继续服药 14 剂。

三诊：服药后复诊，流涎明显减轻，纳食好，大便正常。

观察 2 个月未再复发。

按语： 滞颐之证，小儿临床多见，很多患儿从口腔科前来就诊。对于此类病证，闫慧敏教授注重望诊，并从虚实两方辨证分型，脾胃湿热重在调理脾胃，消食健脾利湿，多以清消之法祛邪为主，兼以扶助脾胃正气为主。如对于脾胃湿热的患儿，闫慧敏教授善用生石膏或寒水石及升麻：生石膏和寒水石可清上焦肺胃之火，除烦止渴；升麻味甘、辛、微苦，性凉，入肺、脾、胃经，以加强升阳举陷以助脾之清阳。

闫慧敏教授认为，滞颐多见脾肾阳虚之证，治疗多以温脾益肾、振奋脾肾阳气、扶助正气为要，常取得良好的治疗效果。肉桂味辛、甘，性热，归肾、脾、心、肝经，补元阳，补命门不足，暖脾胃，除积冷，补火助阳，温经通脉。对于脾肾阳虚患儿，稍加肉桂 3g，以温肾阳、益脾阳、温中散寒，但注意有阴虚火燥之证者不能应用。诃子味苦、酸、涩，性平，归肺、大肠经，酸涩性收，患儿流涎重，大便溏泄，应用其可加强收敛收摄作用。肉桂与诃子，亦是闫慧敏教授所善用之药对，两药相配，宣通肺、脾、肾三焦，温摄涩敛，非常适宜治疗脾肾阳虚、中气不摄之证。乌药味辛，性温，归肺、脾、肾、膀胱经，温中行气，温肾散寒；木香味辛，性温，行气止痛、调中导滞。两药相配，相须为用，温肾散寒，又行肠胃气滞。黄芪味甘，性微温，归肺、脾、肝、肾经，补气健脾，举陷升阳，益卫固表；太子参味甘、微苦，性平，归肺、脾经，益气健脾，生津润肺。两药相配，加大补气升阳之功，以托举下陷之清气，促脾胃功能恢复，同时益气固表，调节免疫，改善体质。两药相须而用，亦为闫慧敏教授常用之药对，可使事半功倍，增加临床效果。

四、汗症

1. 病机挈要

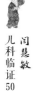

汗证是儿科常见疾病，指小儿在安静状态下，正常环境中，全身或局部出汗过多，甚则大汗淋漓的一种病证。《医宗必读·汗》云："心之所藏，在内者为血，在外者为汗。汗者，心之液也，而肾主五液，故汗证未有不由心肾虚而得者。心阳虚不能卫外而为固，则外伤而自汗；肾阳衰不能内营而退藏，则内伤而盗汗。"早在《素问·阴阳别论》中就有"阳加之于阴谓之汗"的认识。

闫教授认为，汗是由皮肤排出的一种津液。小儿由于形气未充、腠理疏薄，加之生机旺盛、清阳发越，发育迅速，在日常生活中，比成人容易出汗。阳气比阴气旺盛，不论外感或内伤，都易从阳化热，在病因病机和临床证候表现上都异于成人。若因天气炎热，或衣被过厚，或喂奶过急，或剧烈运动，导致出汗更多，而无其他疾苦者，不属病态。小儿汗证有自汗、盗汗之分：睡中出汗，醒时汗止者，称盗汗；不分寤寐，无故汗出者，称自汗。盗汗多属阴虚，自汗多为气虚、阳虚。小儿在临床上表现出来的症状常常是自汗、盗汗互见。虚实并存，这是由于小儿肌肤薄嫩，腠理疏松，汗液极易外泄。小儿既有先天禀赋之异，又有后天外邪、饮食等影响，在临证中自汗、盗汗难以区别，阴证、阳证不甚明显。故闫教授认为小儿汗证不能以自汗、盗汗统论，而应以虚证、实证作为辨证纲领。临床常见肠胃受纳过盛，胃肠壅积，乃致湿热蕴蒸，迫汗外泄。

2. 闫慧敏教授治疗小儿多汗经验

在治疗时，闫教授常常根据临床表现，辨证施治。根据"急则治标，缓则治本"的原则，先清里热，再治本虚，从而达到治病求本。但小儿汗证往往自汗、盗汗并见，故在辨别其阴阳属性时还应考虑其他证候。患儿平素饮食甘肥厚腻，可致积滞内生，郁而生热。湿热郁蒸，外泄肌表而致汗出。口臭、便干为内热之象。同时，闫教授认为本病为本虚标实之病，多有肺脾气虚，治疗时应注意调护。

3. 验案拾萃

患儿，女，3岁。初诊日期：2018-4-11。

主诉：多汗1年余，加重半月。

现病史：患儿1年余前逐渐出现多汗，白天多汗，活动后夜间尤甚。近半个月来，汗出如洗，头汗明显。口服"虚汗停"等药物，效果欠佳。平素较胖，大便干，易反复呼吸道感染，经常1～2个月即发作一次，每次发作，均出现长时间咳嗽表现。近期晨起有口臭，大便偏干，1～2日一次，排时稍费力，不喜饮水，喜食寒凉食物，小便偏黄。

辅助检查：血常规示白细胞 $7.1 \times 10^9/L$，中性粒细胞百分率46%，淋巴细胞百分率40%，血红蛋白110g/L，血小板

410×10^9/L，C 反应蛋白 8mg/L，PPD 试验阴性。

四诊摘要：头汗明显，晨起有口臭，大便偏干，1～2 日一次，排时稍费力，不喜饮水，喜食寒凉食物，小便偏黄，舌红苔黄厚，脉滑数。

中医诊断：汗证（湿热迫蒸）。

西医诊断：植物神经功能紊乱。

辨证分析：本患儿为本虚标实之证。本为肺脾不足，标为湿热内蕴。小儿脾常不足，形体素胖，运化不足，易生痰湿，加之平素饮食甘肥厚腻，可致积滞内生，郁而生热，蕴阻脾胃，湿热郁蒸，外泄肌表而致汗出。肺常不足，卫外不固，易受外邪侵袭，故易反复呼吸道感染。故治疗应分两个方面，先祛邪治标，后扶正固本。

处方：麻黄根 10g，浮小麦 15g，白前 10g，炙黄芪 10g，防风 6g，瓜蒌 15g，厚朴 10g，牡蛎 15g，炒栀子 10g，香橼 10g，生地黄 10g，玄参 9g，枳实 10g，丹参 10g，熟大黄 3g，川楝子 9g，荷叶 6g，生山楂 10g；同时嘱咐患儿家长，注意补充水分及容易消化而营养丰富的食物，勿喂食辛辣、煎炒、肥甘厚味，室内温度、湿度调节适宜。

按语：闫教授以泻黄散加减为主方治疗本例，其中用生石膏、栀子清泻脾胃积热，防风疏散伏热，藿香化湿和中，麻黄根敛汗止汗。

二诊日期：2018-04-25。

服药后家长诉其出汗减少，以白天汗出为主，夜间汗出减轻，不发热，精神易疲，食欲可，偶咳，舌淡红，苔薄黄，脉滑。经治疗，湿热已清已化，标实渐除。患儿本虚未固，应扶

儿科临证50年心得录

正固本。

处方：黄芪 10g，桂枝 10g，白芍 10g，山药 15g，麻黄根 10g，浮小麦 15g，牡蛎 15g，炒栀子 10g，香橼 10g，生地黄 10g，荷叶 6g，生山楂 10g。

按语： 小儿汗证有虚实之辨，小儿为纯阳之体，以稚阴稚阳为特点。因此在治疗中，需根据病因、临床特点，辨证求因，以求实效。治疗中药注重"调"，而不能只顾"补"，调理气血、调畅气机、健脾益气往往是治疗的重点。

五、不寐（睡眠障碍）、夜啼（夜惊症）

1. 病机撷要

小儿不寐，临床并不少见。大龄患儿多表现为入睡困难，或睡眠短浅易醒，甚至整夜不能入眠，婴幼儿多表现为夜惊哭闹、夜啼之症，很多患儿因此求助于中医药治疗。闫教授强调治疗时要辨虚实，虚者多为心脾两虚，实者多为肝郁化火、痰热内扰等；同时关注患儿是否有情志所伤，注意疏导情绪。

2. 闫慧敏教授治疗小儿不寐经验

对于小儿不寐，闫教授强调虚证多从心论治，实证多从肝论治如：多梦易醒，或蒙胧不实，心悸，头晕目眩，神疲乏力，面色不华，舌淡，苔薄，脉细弱之心脾两虚证；夜寐多梦易惊，心悸胆怯，舌淡，苔薄，脉弦细之心虚胆怯证；心烦躁动难以入睡，脾气急躁易怒，便秘尿黄，舌红，苔黄，脉弦数之肝郁化火证；胃肠积热，睡眠不安，时有咳痰，口臭便秘，舌红，苔黄腻，脉滑或滑数之痰热内扰证。同时，闫教授也指出小儿不寐多属本虚标实，要注意调护脾胃，睡前控制进食，以免胃肠积滞，"胃不和则卧不安"，影响睡眠。肝脾之间联系密切相关，《黄帝内经素问》云："土得木而达。"肝主疏泄，气机得以通畅条达，有助脾胃正常升降，促进精微物质的运行输布。同时，脾气健旺，运化无碍，水谷精微充足，气血生化有源，肝体得以精血濡养而更利于疏泄功能的发挥。脾胃为人体五行的中土，是气机出入升降之枢纽，犹如中轴，其运行有赖于肝气之疏泄功能的正常。小儿的生理特点为"心常有余，肺常不足，肝常有余，脾常不足，肾常虚"，患儿以"脾常不足，肝常有余"这一表现突出。土虚则木亢，二者互为因果，加重病情。肝气逆乱、失于疏泄，脾虚而肝郁，肝郁则克脾。小儿本脾虚，则使肝郁太过而郁而化热，热扰心神，心神不宁而出现夜惊。同时，小儿脾虚，若饮食不节，易生食积，可以在肝郁克脾的基础上发展为土壅木郁，肝脾失调，食积化热，肝郁化火，火热扰心而夜眠不安。因此治疗上，以健脾疏肝兼清心火为主。

3. 验案拾萃

验案 1

患儿，女，12 岁。初诊时间：2019-11-5。

主诉：睡眠障碍半年。

现病史：患儿半年前因考试紧张出现睡眠障碍，入睡困难，入睡后梦多，呓语，曾口服西药，效果欠佳。平素易紧张，易汗出，食欲欠佳，间断腹痛，以剑突下为主，大便溏薄，易乏力，晨起口苦，饮水较多。

四诊摘要：睡眠障碍，入睡困难，入睡后梦多，呓语，平素易紧张，易汗出，食欲欠佳，间断腹痛、痞满，以剑突下为主，大便溏薄，易乏力，晨起口苦，饮水较多，颜面㿠白，精神欠佳，眼周发青，口唇稍红，脘腹稍压痛，按压柔软。舌质略红，苔白，脉弦滑。

中医诊断：失眠（肝郁脾虚，胆胃不和）。

西医诊断：睡眠障碍。

辨证分析：患儿平素紧张，肝郁脾虚，发病初期有紧张因素，肝郁明显。肝郁克土，脾虚失运，故食欲差，腹痛腹胀便溏。肝胆相表里，胆腑郁热，胆胃不和，故口苦。胃不和则卧不安，引起睡眠困难。

处方：柴胡9g，黄芩9g，郁金9g，半夏9g，陈皮9g，太子参3g，枳壳9g，桔梗9g，木香6g，藿香9g，竹茹9g，茯苓9g，生姜5片，酸枣仁9g，牛膝9g，钩藤6g。水煎服，一次100mL，一日两次；嘱患儿睡前禁止看电视，温水泡脚20分钟，早睡早起，适当体育运动。

二诊日期：2019-12-3。

服药后患儿情绪好转，紧张减轻，睡眠较前有所好转，每日睡眠时间延长，腹痛减轻，食欲有所好转。家长自行继续前方治疗1个月，患儿症状改善明显。患儿面色好转，较前有光泽，体重有所增长，腹部压痛缓解，剑突下痞满好转，舌红苔薄黄，脉弦数。

患儿治疗后症状缓解，辨证准确。目前经过1个月治疗，肝郁好转，脾虚得健，胆胃不和好转，效不更方，继续用前方辨证治疗。

按语：失眠涉及肝、胆、脾、胃，小儿肝常有余，脾常不足，紧张的情绪可导致患儿气机不畅、胆气不疏。《素问·六节藏象论》云："凡十一脏取决于胆。"若胆气不正，气机疏泄不利，则进一步影响脾胃运化，气血生化乏源，营卫二气在人体输布与运行失常，营卫失调，导致患儿出现失眠。因此治疗方面，以疏肝利胆、健脾和胃为主，兼清肝胆郁热。闫慧敏教授应用柴胡合黄芩清解少阳郁热，陈皮合茯苓健脾祛湿，半夏合竹茹、枳壳顺降胃气，酸枣仁安神。藿香为闫教授最喜爱药物之一，可以芳香醒脾化湿，调畅气机。诸药合用，以达和解少阳、清化痰湿、调和营卫之功。

验案 2

患儿，女，3 岁。初诊日期：2018-6-26。

主诉：夜间哭闹 2 个月余。

现病史：间断夜眠哭闹惊醒 2 个月余。夜间入睡 3～4 小时左右突然坐起，精神紧张，哭闹，似受惊吓，表情惊恐，意识蒙眬，1～2 分钟后能自行缓解，严重时甚至出现手脚乱动、尖叫、哭喊，醒后全身汗出。1 天前呕吐 2 次胃内容物，伴腹痛，纳欠佳，大便硬。平素挑食，喜食冷饮，偶有磨牙表现。平素胆量较小，易烦躁、任性。

辅助检查：血常规、尿常规正常。

四诊摘要：间断夜眠哭闹惊醒，1 天前呕吐 2 次胃内容物，腹痛，纳欠佳，大便硬。平素挑食，喜食冷饮，偶有磨牙表现。平素胆量较小，易烦躁、任性。呼吸平稳，面色少华，山根显青筋，眼周稍青，舌体淡，舌尖红，边有齿印，苔黄厚腻，脉弦缓。

中医诊断：夜啼（肝郁脾虚）。

西医诊断：睡眠障碍，消化不良。

辨证分析：本病属中医"夜啼"范畴。本患儿肝常有余，平素性急，肝气郁结在里，望诊可见山根显青筋。平素饮食不节造成脾胃损伤，出现脾虚，纳欠佳。肝郁日久生热，热扰心神，故出现睡眠不安、夜中哭醒的症状。小儿脾常不足，而患儿平素饮食不节，使脾失健运，饮食积滞，胃热炽盛，故可见夜间磨牙、夜间汗出等表现。脾虚无以运化水湿，湿与热结，故见舌边齿痕，厚腻苔。

处方：生牡蛎15g，生麦芽9g，川楝子9g，牡丹皮9g，远志9g，夜交藤9g，丹参9g，焦山楂9g，莱菔子9g，连翘9g，陈皮9g，青皮9g，莲子心3g，竹叶9g，木香9g，黄芩9g。14剂，水煎服，一日两次，每次50mL。

二诊日期：2018-7-3。

患儿服药时加强护理，复诊时家长诉夜啼明显减少，病情较前好转，磨牙不明显，大便成形，每1～2天一行，食欲好转。经过治疗，肝郁减轻，郁火减轻，目前以健脾和胃为主，加强后天之本的顾护。前方去陈皮、青皮、黄芩，加藿香6g，黄精9g，白芍9g。14剂，水煎服，一日两次，每次50mL。

按语：本病辨证要点为需紧抓肝郁脾虚之象，患儿除具有夜啼症表现外，常兼有易怒、纳少、体瘦、面色萎黄或山根显青筋、舌淡或边有齿印、苔白或黄腻，或急躁易怒、时有腹痛、腹胀纳少（食后尤甚）、消瘦乏力、盗汗、大便溏泻、面色萎黄、两颧潮红、舌淡、齿印明显、苔少等表现。临床治疗早期以疏肝为主，使气血调和，症状减轻后重点顾护脾胃，调养后天，最终缓解病情。

第五章

闫慧敏教授医论医话

一、闫慧敏教授治疗小儿肺系疾病辨治要点

小儿肺常不足，呼吸系统发育不完善，肺系疾病常发。闫慧敏教授在治疗小儿肺系疾病时，强调辨清寒热，祛除外邪及痰饮之内邪与顾护脾胃并重，化痰护肺，共奏良效。

1. 外感咳嗽初起，祛除外邪为要，避免清泻太过

肺为娇脏，小儿外感咳嗽，常因调理不当，外邪从口鼻皮毛而入，闫慧敏教授强调以祛除外邪为要，但在临证时要首先辨清寒热。小儿病初，易受寒邪侵袭，"夫咳嗽者，《内经》以为肺感微寒而所作也"（《小儿卫生总微论方》），形寒饮冷皆可伤肺，外感风寒之证相对多见。临诊中，亦多见患儿表邪未去，又过服寒凉之剂，伤及卫阳之气，阻遏气机，痰饮加重，延长病程的病例。故闫慧敏教授强调，在表邪留恋、肺失宣降阶段，尤应重视风寒之证，切忌一味使用寒凉清热之品清泻肺热。闫慧敏教授特别重视观察患儿舌脉的变化，以舌脉对症用药。如见小儿咳痰色白黏或稀白、口唇色淡、舌尖红、苔薄白、指纹浮红，或兼见恶寒、发热、鼻塞、流涕、无汗、口不渴、苔薄白、脉浮紧之症，属风寒咳喘，宜疏风散寒、宣肺止咳，方用杏苏散加减，酌情选用杏仁、荆芥、紫苏叶、桔梗、前胡等散寒之品，伴喘息者可酌加麻黄、射干等宣肺止喘，外感寒邪较重的患儿多嘱用生姜与药同煎以温肺散寒、化痰止咳。若见发热恶寒、汗出口渴、苔薄黄、脉浮数，为风热咳喘之证，多以桑菊饮加减，可选用薄荷、牛蒡子、蝉蜕、桑叶、菊花、银花、连翘、鲜芦根等疏散风热、清肺化痰。若小儿在咳喘初起症见

喘憋气促、咳痰不利、高热大汗、咽干口渴、舌红苔黄、脉数有力等症，则加用生石膏、黄芩、鱼腥草等药清泻肺热。而对于寒热并存的患儿，要分清主次，酌情加减，寒温并用。

2. 急性咳喘祛除痰阻，重在治肺调气

肺主一身之气而外合皮毛，主宣发和肃降，小儿肺脏娇嫩，主气功能尚未健全，而由于小儿生长发育的需要对肺气的需求比成年人更为迫切，而肺气未充，常常不能满足小儿的需求而显得相对不足，且导致卫外功能不固，对病邪侵袭的抵抗能力较低，故容易反复感受外邪。闫慧敏教授指出，肺系疾病之痰，多为有形之痰，或黏稠或稀清，阻于肺络，影响肺气宣肃，导致咳喘之证。故清除痰阻之邪，为治疗肺系疾病的要点。

对于急性咳喘、痰阻气道之证，闫慧敏教授祛痰以清肺、宣肺为主，使肺之气机宣肃有序，促痰液排出，再以调畅气机，随症加减，升中有降或降中有升，调节脏腑气机，使肺之宣发肃降功能恢复正常，则咳喘止。外邪束肺、肺气失宣之咳嗽，宜予如前述之辛温或辛凉宣肺之法。而对于肺气膹郁，痰浊不降，痰阻气道，肺气上逆，失于肃降之咳喘，则予降气化痰。患儿多症见咳嗽痰多、色黄，甚或咳喘气急者，为痰热蕴肺，予苏子降气汤，酌加苏子、厚朴、姜半夏、前胡、白前降逆化痰；痰饮中阻、痰声较重、痰湿壅肺者，酌加茯苓、橘红等理气燥湿化饮，莱菔子、瓜蒌降气化痰，葶苈子豁痰泄肺等；如咳喘较重，或伴呃逆、呕吐等症，可用赭石、地龙重镇降逆、清肺定喘。

3. 慢性咳喘重在扶正，培土生金兼以温肾

小儿"脾常不足"，咳喘的发生，尤其是慢性咳喘的发生，

闫慧敏教授强调多与脾胃运化失常有关。湿浊困脾，或脾虚湿困，脾失健运，脾为肺母，母虚及子，肺失宣降，"不能相营"，水湿停聚内结而成痰饮，故"脾为生痰之源"。故闫慧敏教授治疗痰饮咳喘时，或者治疗反复感冒、咳喘的患儿时，在清肺化痰的同时，注重健脾扶正，培土以生金。小儿为稚阴稚阳之体，其生理特点决定了在治疗中祛除痰湿、痰热之邪可能无法受用过于苦寒、大辛大热、戕伐太过之品，对于反复咳喘、素体虚弱易感的患儿，更应避免过用苦寒之品，以免伤及气阴，导致加重病情。健脾固然以运脾为主，但因痰湿之邪仍在，不能一味补脾，以免致脾胃气机壅滞。此外，"病痰饮者当以温药和之"，除温脾消痰外，对于久咳脾肾两虚、摄纳无权的患儿，还应佐以肉桂少许，以温肾纳气止咳，同时鼓动脾阳，常可得到事半功倍的效果。

4.反复咳喘，扶正祛邪，分期而治，标本兼顾

闫慧敏教授认为，反复咳喘之证病机较为复杂，多寒热互见、虚实夹杂，其根本在肺、脾、肾三脏气机失调。治疗原则为"急则治标、缓则治本"或"标本兼治"，即肺实则散，急性咳喘多治以宣肺散寒、化痰平喘，佐以扶正。闫慧敏教授强调，发散药多辛散苦降，用量过大耗散肺气，损伤津液，而收敛药须防闭门留寇。在临床应用中，患儿虽咳喘较急，但兼见气短、神疲等气虚之证，可于宣散之剂中寓以收敛之药，使其散不太过，如麻黄、桂枝、生姜等辛温发汗、散寒化饮而止咳平喘，配以黄芪、白果等补敛肺气，五味子酸涩以敛气养血，便可防其温燥辛散太过而耗气伤津之弊。患儿若见咽红干痒、手足心热、盗汗、舌红、脉细数、干咳声哑等肺肾阴不足之虚喘，治

疗则以敛为主，于收敛之剂中佐以宣散之品，使敛不滞邪，并酌加麦冬、沙参、浙贝母之类以滋阴敛肺，地骨皮可泻肺中深伏之火，对于阴虚有热者尤宜。干咳频繁的患儿，可酌情加用适量僵蚕、钩藤，以镇惊止咳。

在小儿支原体肺炎急性期的治疗上，患儿多伴有高热、喘憋，属痰热闭肺阶段，外邪很快化热入里，痰热互结，壅阻肺气，此时邪气壅盛而正气未衰，正邪交争激烈，治疗应以祛邪为主，扶正为辅[47]。闫慧敏教授强调，小儿脏腑娇嫩，不耐峻攻之药力，攻不可过。如此时患儿高热便秘，需急下存阴，留得一分阴液，即留得一分正气，故要及时清泻肺热，给邪气以出路，留存阴液，保住正气。熟大黄，药力缓和，可用于中病即止。闫教授强调治疗时不可泻下太过，需时时照顾正气，使祛邪而不伤正。支原体肺炎恢复期，患儿热退，邪气渐退，咳喘减轻，虚象渐显，多有正虚邪恋的趋势，故应加大扶正比例，以泻白散为主方加减化裁，治以润肺化痰、清余热，可加用沙参以补肺阴、清肺火。如肺虚症状显著，则酌加太子参固肺健脾益气，促使肺脾功能恢复，祛邪外出。

哮喘的治疗周期则更长。哮喘急性发作时，治则以降逆平喘化痰止咳为主，治疗以祛邪为要，要先辨清寒热：如是寒喘则用小青龙汤加减，温肺化痰平喘；若是热喘则选用泻白散合麻杏石甘汤加减，泻肺清热平喘。患儿症状控制后，往往易反复发作，伴有气短多汗、食少腹胀等肺、脾、肾三脏不足之证，此时不能停药，而要继续补虚扶正，调治肺、脾、肾三脏，坚持扶正治疗，才可以逐渐减少哮喘反复发作次数，使之疗效持久。闫慧敏教授曾对50例哮喘患者进行临床观察[48]，在哮喘急性期多以宣肺散寒、化痰平喘之法进行治疗，祛邪为主，佐以扶正之法，主要用药为炙麻黄、银杏、白前、前胡、干姜、炙百部、五味子、紫苏梗、紫苏子等加减；而在其缓解期则治以益肺化痰、活血补肾之法，兼以活血行气，扶正为主，辅以祛邪，主要用药为炙麻黄、麻黄根、银杏、黄芪、生牡蛎、紫苏子、紫菀、款冬花、仙灵脾、川芎等加减；扶正与祛邪并用，治疗哮喘的总有效率达到88%。

5.扶正不忘活血逐瘀，阻止咳喘反复发生

"久病必瘀"，早在《血证论·瘀血》中就指出"瘀血乘肺，咳逆喘促""血积既久，亦能化为痰饮"。瘀可致痰，瘀血阻滞脾肺气机，使肺气失于宣肃，则痰饮停肺；也可因痰致瘀，痰浊阻滞肺脏脉络气机，影响肺的血运，形成瘀血。痰瘀二者往往交互为患，互为因果。小儿咳喘反复发作，肺气损耗，无力运血，血运不行，或肺阴亏损，致血虚脉滞，而血脉瘀阻又可反过来加重肺气失畅，故久咳、夜间咳喘较重的患儿，往往可见面色青黄、舌质暗紫、苔白、脉弦细等瘀滞之象。对于此类患儿的治疗，闫慧敏教授适当佐以活血化瘀药缓解咳喘症状。现代药理学已证明，活血化瘀药能有效改善肺部微循环。闫慧敏教授在宣降肺气之药中适当加用桃仁、丹参等活血化瘀之品，通过益气活血、化痰通络行气，痰瘀并治，调畅气机，扶正、祛邪并重，常常取得较好的疗效。

综上，闫慧敏教授对小儿肺系疾病的治疗有其独到之处：临诊时首辨寒热，扶正重在顾护脾胃，兼以调护肺肾之气、调畅气机，祛邪注重祛痰化饮、行气活血通络，从而祛除痰饮血瘀，使邪去正安，处处体现了闫教授扶正祛邪并用的思想，每获良效。

二、闫慧敏教授小儿脾系疾病辨治要点

闫教授认为小儿脾胃有其自身的特点，虽与成人相似，然又异于成人，因此在诊治小儿脾胃病时，尤其注重根据小儿脾胃病的生理特点辨证论治，以获得好的疗效[54]。

闫慧敏教授诊治小儿脾系疾病的辨治要点如下。

1. 平补脾胃，醒脾助运

闫慧敏教授强调小儿脾胃是"稚阴稚阳""稚阴未长""稚阳未充"，小儿时期脾胃的功能和发育不完善，"肠胃脆薄"，饮食不节或他脏疾病均易罹及脾胃，表现为积滞、腹胀、厌食、吐泻等病症。对于此类患儿，闫教授在治疗时多以扶正健脾为主。闫慧敏教授认为健脾即恢复脾脏运化之功能。虽有小儿脾常不足之言，即小儿消化功能未发育完善，但不能一味补虚补阴，应恢复脾阳之功能，使之运化功能正常，即治疗以运脾为主，补脾为辅，应以"清补平补"为度。闫教授认为补益脾胃时用药宜轻清灵活，多以性平或微温微凉等药性轻柔之品来平补脾胃，顾护脾胃生发之气，以防滋腻碍脾、壅遏气机；健脾运脾时以甘温之药升发脾气，以甘润之药通降胃气。这样既顾护脾胃生发之气，又防过于滋补而滋腻碍脾、壅遏气机。补益脾胃时多加用辛香理气之品，以理气、助运、行气、导滞、消胀，补运兼施，芳香醒脾，行脾胃之气，使补而不滞，生化有源，以恢复脾胃运化之职，使脾运得复，运脾以健脾，以达"补脾而能流动不滞"（张山雷《小儿药证直诀笺正》）之功，但

应注意理气之药不宜过用，以免过于辛香耗散而伤气。

2.和胃健脾，通降消导

关于脾胃病的治疗，闫慧敏教授强调脾健能运，胃和能纳，胃通则脾运无滞，脾旺则胃纳无碍。小儿脾胃之为病，多数饮食不节，嗜食肥甘厚味，伤及脾胃，乳食滞于中焦胃肠。闫慧敏教授主张和胃之法，以消食化滞通腑治其标。故和胃之法，当以通降为要。通法又有许多不同之法，如消食导滞、理气通降、滋阴通降、辛开苦降等诸法亦可用于小儿脾胃之疾，临证每可参详。闫教授强调消食导滞化积药物的应用，寓消于补，兼疏肝理气。

3.肝脾同调，抑木扶土

闫教授认为肝与脾胃关系密切，二者同位膈下，共居中焦，位置相邻，经络相系，《素问·五脏生成》云"土得木而达之"，叶天士《临证指南医案》亦云"木能疏土而脾滞以行"。闫教授认为在临床中小儿若有纳呆、腹痛、便秘及泄泻等表现，应多注意有无情志因素，尤其现代家庭对孩子娇惯溺爱居多，故而可能存在肝脾同病。闫慧敏教授经常采用肝脾同治的治疗方法，即通过调和肝脾，令肝脾恢复生理平衡关系，肝胆和脾胃协同作战，才能共同疏理气机升降，协调气机运化。对于此类患儿，闫慧敏教授将扶正祛邪之法巧妙运用于调畅气机之中，肝脾同治、调肝理脾、抑肝扶脾以促健脾和胃，解除气机壅塞之邪，及时理散无形之邪气，既有助于脾气恢复健运，又可以缓解因气机阻滞造成的诸多症状，还可以避免气滞导致痰湿、瘀血等有形内邪的进一步积聚，防止疾病的传变。

4.调畅气机，升清降浊

脾胃互为表里，脾主升清，胃主和降，一升一降，共司气机。闫慧敏教授强调脾胃之病必有气机不畅之因，故而脾胃病的治疗也应该注意调畅气机。小儿脾胃的运化功能取决于中焦气机的条达舒畅，气机壅滞不畅可以影响脾运、耗损正气，还可以导致痰湿、积食、瘀血等邪内生，使正虚邪盛，故调理气机是治疗小儿脾胃病的关键。

5.养血活血，攻补兼施

闫慧敏教授认为虽小儿脾胃病常常呈急性起病，但反复腹痛、便秘等症，常常呈慢性过程，经久不愈，因此在治疗方面应注意气血的关系，注意辨别有无久病入络的情况，加以辨证施治，才能在临床中取得良好的效果。闫教授非常重视活血化瘀之法的应用，气行则血行，闫慧敏教授常理气与活血化瘀并用，气血同调，治疗时酌情加用川芎、延胡索、郁金、赤芍等活血行气、散瘀止痛之品。有阴血亏虚之证者，加当归养血活血。山楂消食化积还可行气散瘀，亦为闫慧敏教授常用之品。

6.祛除湿热，攻伐有度

闫慧敏教授开展小儿胃镜检测 30 余年，对胃镜下胃黏膜的改变和临床证候、舌脉等宏观辨证的相关性颇有研究[55-57]，尤重视小儿 Hp 感染的治疗。闫慧敏教授指出：小儿纯阳之体，感受邪气，易从阳化热。感染 Hp 的患儿，多表现为脾胃虚弱为本，胃肠滞热为标，故应兼顾扶正祛邪。感染的急性期，以清化胃肠湿热为主要治则，祛邪兼以扶正，首选青黛、紫草清热凉血解毒；黄连、黄柏清热化湿，以助杀菌；败酱草、栀子、川楝子清化湿热兼疏肝理气；更重用延胡索、香附行气疏肝、调畅气机；诸药共奏清化湿毒、和胃行气、抑菌止痛之功效。而清化湿热药物多为苦寒之品，为防攻伐过度，多佐以黄精、白术等甘味药物，以及乌药、陈皮、木香、香橼、佛手等温中理气之品，和护胃气，以免苦寒伤及脾胃。

综上所述，小儿脾系疾病多病机复杂，虚实夹杂，脾之正气不足，食积、痰湿、瘀血之邪内伏。闫慧敏教授辨证严谨，谨守扶正祛邪之则：扶正重在运脾以健脾，调畅气机，以脾胃为主，同时兼顾肝脏，肝脾同调；祛邪注重消导化积，清热化湿，活血通络；扶正运脾与祛邪理脾兼顾，即可取得良好疗效。

三、调理脾胃，健儿常法

中医学认为，脾胃为后天之本，小儿处于生长发育期，五脏六腑皆有赖于脾胃之滋润濡养；同时小儿脏腑娇嫩，又有"脾常不足"之说，因此防治小儿疾病从脾胃入手尤为重要。

脾胃的生理病理特点古人多有论述，儿科专著《小儿药证直诀》即以儿科脏腑辨证为纲要，以脾胃学说为基础，论说精辟。我们在临床中也时常遵循古籍经典理论，时时注意保护小儿脾胃，不仅注意保护小儿脾胃之阳气，亦重视脾胃之阴。小儿脏腑薄弱，为稚阴稚阳之体，其气血尚不充盛，依赖脾胃运化而生长发育；在病中更须依赖中气旺盛，抵御邪气，以图康复。尤其热病后期，更要着重调理脾胃的升降功能，顾护中焦，多从脾胃入手治疗，调理后天，补充先天，扶正祛邪，转化枢机，而使病体康复。

小儿脾常不足，加之后天喂养不当，营养失衡，脾胃负担加重，不但易患脾胃病，也容易滋生他脏疾病，即"脾胃内伤，百病由生"。无论本脏之病或他脏之疾，中土脾胃，生化之源，宜护不宜伐，宜运不宜滞，防治最重要。

脾和胃相互关联，脏腑功能相通，中运不健而致病。正如叶天士所云："太阴湿土得阳始运，阳明燥土得阴自安。"脾胃有燥湿相济、刚柔相伍的特性，应据此指导用药、配伍。脾喜燥恶湿，用药忌柔用刚，可选用黄精、白术、苍术、砂仁、蔻仁、大枣等；胃喜润恶燥，用药忌刚用柔，常用山药、白芍、茯苓、麦冬、石斛等。

"脾宜升则健，胃宜降则和"，脾气升则水谷之精微得以输布，胃气降则水谷及其糟粕得以下降。这说明脾胃之健运全赖以升降输送营养、健壮体魄。闫教授处方中常配以柴胡、枳壳、川楝子、木香、香附、佛手片等行气药，以助脾胃升降出入之常。气机畅达才能使脾胃之伏遏之热邪、蕴滞之湿邪、胃肠炽热之积滞等，得以推动驱除，邪去而正安。

脾胃居焦央，因此顾及脾胃，可使本脏虚弱得以缓解，同时还可协助解除他脏之疾。因此顾脾、健脾、益脾是闫教授在临床中的常用之法。临床常见如面色萎黄、形体消瘦、生长发育迟缓等患儿，多为脾胃本脏虚弱，以健脾益气为治法。用药以黄芪、太子参、白术、茯苓、山药、大枣等甘味补益中州，健运脾胃，生化有源，使患儿生长发育得以恢复。反复呼吸道感染、反复咳嗽、肺炎迁延难愈、哮喘反复发作之患儿，应从脾胃论治，健脾益气，扶正祛邪，方用异功散、玉屏风散、六君子汤等加减，培土以生金。患有肾炎、肾病、遗尿等泌尿系统疾患之患儿常以健脾益肾之法，选用实脾饮、平胃散、补中益气汤、理中汤、槐杞黄颗粒等补土制水，从脾治肾。

四、辨病与辨证相结合

辨病与辨证相结合，是中医学对疾病诊断和治疗的传统认识，也是提高临床诊治水平的重要方法。

辨证论治是中医临床学的特点，也是中医理论在临床实践中的具体运用。辨证论治主要在于分解和辨别证候，确定治疗法则与方药的运用。辨证是治疗的前提，即将四诊所收集的有关资料，包括各种症状、体征等，加以分析、综合、判断为某种性质的"证候"，以提示疾病发展的过程和本质。每个疾病的基本病机贯穿于疾病的全过程，但其证候特征的各个阶段则存在差异，证候的转化可以体现疾病的传变规律，辨病可以区分疾病的不同性质，而不同证候的特点则有利于指导辨证。对病的治疗有专方专药，针对性强；对证的治疗有辨证论治，辨病与辨证相结合，方可相得益彰。

《伤寒论》亦有此法。例如以外感病为例，辨病与辨证相结合不仅为诊断疾病提出了辨证纲领与治疗方法，同时也给中医临床各科提供了辨证与治疗的一般规律。《伤寒论》中或以纲携病，或以病分证。以太阳病为例，张仲景认为太阳病是病邪反映于体表的阳性证，治疗当发汗，并应仔细辨证给予适当的方剂才能取效。如太阳病，若见发热、汗出、恶风脉浮者，是桂枝汤证；若见发热、无汗、身体疼痛、恶风而喘、脉紧者，是麻黄汤证；若无项背强急、无汗、恶风者，是葛根汤证；若见恶寒、发热、身疼痛、不汗出而烦躁者，是大青龙汤证。如不仔细辨证，用得其反，不但无益，反而有害。

辨病也同样如此：以《伤寒论》六经辨证为例，大致可以风、寒、湿、温、热辨病，也就是六经病。辨病与辨证是从人体不同侧面的现象来认识疾病的本质，即通过对各种临床现象的对比、分析、辨别、判断来抓住本质，所以辨病与辨证相结合，可以抓住疾病的本质。对于某一个病种或某一个患者，深入了解其病因、病理、生理等方面的特殊变化后，再探察疾病中"证"的演变，从病、证两方面剖析，从辨病与辨证相同之处找结合点，对于其不同之处相互取长补短。

总之，在大量临床实践中，辨病与辨证相结合是切合临床实际的，因证用药，再结合儿科特点，灵活用药，运用同病异治或异病同治的整体观点，便可收到良好效果。

此外，我们在临床结合儿科特点，还多采用表里兼顾，寒热并用，标本同治，视其偏胜，因证施用的治法。凡外感性病证多从"肺"治，因为肺主一身之气，司呼吸，外合皮毛，主开合故也。治内伤脾胃病证，多温运脾胃，或脾肾治之，因肾为先天之本，脾为后天之本，生化之源，胃与脾为表里。总之，无论先天不足，或后天失调，皆赖脾之运化精微以供全身，扶助正气而促生长发育。临证时可根据个体差异，病证结合，灵活运用，疗效尚佳。

又如治疗小儿哮喘，即是体现局部辨病与中医整体辨证的结合的特点。哮喘一病，西医学认为小儿哮喘是一种以肥大细胞反应、嗜酸性粒细胞浸润为主的气道慢性炎性病变，是一种以气道反应性增高和可逆性阻塞为特征的疾病，以抗炎、脱敏、调节免疫功能为主要治疗原则。中医治疗则突出辨证论治，中医对哮喘的辨证多从寒热、虚实着手，辨证准确，疗效显著。结合病位分析：新喘多在肺，久喘多在肾；因而多发作时治肺，缓解时补肾，通过温阳宣肺、降气止喘、扶正补虚、祛瘀化痰之法，方可提高机体的激素水平及机体的免疫功能，达到治疗目的。两者起点不同，目的一致，通过中西医结合互补，辨证与辨病相结合，选方与用药准确，临床常常取得较好的疗效。

总之，在病、证、方、药结合方面。治疗主病，病各有其主证，证各有其主方，方各有其主药。但在一病，除有主证以外，往往还有"兼证"或"变证"，因此在治疗时，首先确定主方，主方中必有一主药为首，然后再随证加减。只有辨证与辨病相结合，随证加减灵活运用，才能有效地提高临床诊疗水平。

五、治小儿咳喘三法

咳喘是小儿时期常见的肺系疾病，是一种反复发作的哮鸣气喘疾病，哮指其声响，喘指其气息。其病机一般为肺气不宣则咳，肺失肃降则喘；肺之宣降失司，痰阻气道，肺、脾、肾三脏功能失调则易发哮喘。究其治法甚多，表邪应散，寒邪应温，热邪应清，气盛应降，有痰应豁痰涤痰，亦可宣肺降气、止嗽化痰，固敛益气、定喘等。哮喘实证，病属肺虚为本、实证为标，以"虚实夹杂"为特点，外感风寒，寒从热化，邪热炼液成痰阻塞气道，治疗应以清为主；哮喘虚证，以肺、脾、肾三脏俱虚为主证，亦有肺气虚、肺阴虚之别，因此治疗的整体思路考虑如下。

1. 一清到底法

该法选用清肺止咳除痰之法贯穿病程的始终。因小儿为纯阳之体，患病多易寒易热，病邪多易从寒化热，因此热病者居多，故肺热咳喘、痰热阻肺证易于常见；同时咳喘患儿，多由新感诱发，新邪引动旧病。新邪在表，宜疏散，宜清解，祛除外感新邪有助于病情稳定，则咳喘自平；咳喘之病，易于反复发作，清透其邪，不积久留蓄病，则痰热不存，常用的方剂如麻杏石甘汤合苏葶丸、定喘汤等。

2. 辛开祛痰平喘法

哮喘痰饮有痰火、痰湿之分，治疗应以"健脾化湿、降逆平喘"为原则，并根据是否为痰火、痰湿而辨证治疗：痰火证侧重于清热涤痰；痰湿证侧重于温阳化饮，亦可清化，以温阳化饮、降逆平喘为治则可选用"痰饮丸"治之。治疗本病还需注重以辛味药开之、散之，因辛味药既能疏邪散邪，又可除湿开痰，闫教授常用的辛味药有石菖蒲、川郁金、白芥子、细辛等。小儿饮冷贪凉者众，积蓄湿痰者多，形寒引冷则伤肺，脾阳不振，脾肺皆病者多。治脾之呆须辛开，治肺之痰固亦须辛开。辛较温为动，既散又开，祛胶着之顽痰，力猛而效佳。同时，闫教授治疗遵循《金匮要略》中"病痰饮者，当以温药和之"的理论，针对本病肺、脾、肾三脏功能失调，寒饮内阻，湿痰闭肺的特点而治之。

3. 标本兼施法

久喘患儿疾病发作之时，多为虚实夹杂之证。患儿正气不足，痰邪亦盛，未遇新感时，久喘气虚，失于摄纳，若遇新感，其外邪更盛。临床所见哮喘发作多为新感诱发，故其治疗当清

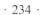

固兼施。清新邪以麻黄、细辛；治久喘以白果、百部、五味子；清虚热以青蒿、地骨皮；化陈痰以生蛤壳、生牡蛎；痰湿者，以法半夏、茯苓、陈皮，亦可加地龙、僵蚕、胆星息风达络。标本兼施、标本兼顾，则哮喘必止。

此外，本病缓解期的治疗则以扶正补虚为主：患儿以肺气不足为主证时应治以补肺固卫之法，可选用玉屏风散；以脾虚为主的证候，治则应以健脾化痰为主，方药可选用六君子汤加味；"肾虚不能纳气"之证候可选用金匮肾气丸或六味地黄丸治疗。六味地黄丸出自《小儿药证直诀》，其主要功能为"滋阴补肾"，主治肝肾阴虚。

六、小儿切诊与临床

儿科切诊主要包括"切脉""切手""切指纹""切头部颅囟"等方面。古人云"有诸内必形诸外"，是说内脏的疾病必然会在人的外表反映出来。切诊正是反映内在疾病的一个途径，因此，切诊也是一种诊断疾病的方法，在儿科更为重要。

1. 切脉

2岁以内婴幼儿，由于腕部短小，可采用"一指切三关"的方法，以医者之双手，紧握患儿之双手，然后以医者之食指伸直按住患儿桡骨外侧，以助医者拇指轻轻切患儿桡骨内侧动脉部位，即寸、关、尺三部，进行切脉。若3岁以上患儿，可采用三指切诊法。小儿平脉较成人频率快，一般1～2岁小儿，一息6～7至；3～6岁小儿，一息5～6至；后随年龄增加则脉搏频率趋于成人。小儿诊脉重点以脉的浮、沉、迟、数，来辨表、里、寒、热证；以脉的有力、无力，辨虚、实证。

浮脉：轻按即能清楚感到脉搏跳动，主表证。沉脉：轻按不易感觉，重按方能触到，主里证。迟脉：脉搏比正常该年龄小儿慢，主寒证。数脉：脉搏比正常该年龄小儿快，主热证。

脉有力为实证，脉无力为虚证。

脉浮数为外感风热之象。若兼见弦象则多转里热，略弦可为郁热，可见便秘、尿黄等症；弦数明显则示里热炽盛，为肝风欲动之兆。若兼见滑象为热郁肌表，当清热兼疏散表邪；两寸滑大属上焦风热；滑大有力多兼蓄食；六脉滑数多为痰热内郁。在儿科临床，浮、沉、迟、数、弦、滑六脉是最常见的脉象。

沉弦之脉常见于腹痛，弦细则多为脾虚有寒。邪盛正虚其脉多弦，弦劲而疾多属邪重；弦细无力多属正虚；沉弦细微，似有似无，多邪气内陷或正不胜邪之象。浮洪滑大，重按中空，舌质淡，舌体胖为内蓄湿毒或疫戾之邪。滑数而细为热伤阴分，虚火内炎而见低烧。促脉多由于气阴伤而郁里热。《小儿药证直诀·小儿脉诀》云"脉乱不治，气不和弦急，伤食沉缓，虚惊促急，风浮，冷沉细"，即说明通过脉象可以反映人体状况及疾病的虚实，为临床诊断提供有力依据。

2. 切手心

切诊时以医生左手鱼际，测试患儿右手心，再以医生右手之鱼际，测试患儿之右手心，以测其手心是否有热感，有无汗出。一般手背热甚于手心者为外感，手心热甚于手背者为胃有食滞或阴虚。

3.切指纹

此法适用于 2 岁以内之婴幼儿,以补切脉之不足。

医生切诊时握住患儿左手或右手食指"虎口部",以医生拇指从患儿食指端,向虎口方向推进,观察患儿指纹延伸程度(风关、气关、命关)和颜色深浅,以测知病情之轻重、病性之寒热、气血之盛衰。指纹在儿科诊断中有实际临床指导意义,一般认为:从颜色而论病者,指纹紫红多属滞热;红而不紫多为感受外邪;青色除主惊与风搐,也可见于脘疼、腹痛、虫痛等各种疼痛,如青兼褐色,多为危重之疾。至于指纹的隐显,亦可说明病情的进退,某些患儿虽无大病,而体质较弱,其指纹久而不退,亦可有病而纹不太显。总之,指纹的变化对儿科临床的辨证论治有一定的参考意义。

4.切头部及前囟

小儿头部及囟门的切诊甚为重要,医生用手切头之大小、有热无热、汗之有无、前囟门是否闭合、前囟有无凸出或凹陷。颅囟凹陷较甚称为囟陷,多为久病或泄泻,属阴虚证;若膨隆凸起称为囟填,多属实热证。

总之,临证之时,细查小儿切诊,再四诊合参,对治疗和预后方面皆有所宜,还应注意若小儿临诊哭闹,其脉息必受其影响,要注意区分真假,协助临床诊断。

七、诊法与辨治体会

中医理论的精髓就是要突出辨证论治,中医学诊治疾病的方法也是以辨证论治为基础。中医诊断学主要由四诊、辨病、辨证几方面组成。诊法是主要通过望、闻、问、切，全面了解病史、症状和体征，而后进行分析归纳以辨别疾病发生的原因、性质、部位、发展和预后。掌握疾病的实质，结合患儿个体特点（体质）制定治疗原则，再选用适宜的处方综合判断诊治。诊法与辨证是中医治疗的两大要素。

诊法四诊中以望诊最为重要，尤其在小儿科，无论是家长代述或年长儿童自述的主诉和现病史都不可靠，所以古称之儿科为"哑科"。诊断时需要靠医生通过仔细全面望诊，再追问病史来了解病情。同时，小儿之脉诊只能定虚实，钱乙亦认为"脉难以消息求，证不可言语取"，所以中医儿科学对小儿之诊法，既主张四诊合参，又特别重视望诊。

望诊包括总体望诊和部分望诊两部分，检查形体时重视"审苗窍"。审苗是指需判断毛发、皮肤是光泽柔润，还是稀疏枯槁；窍是指五脏之窍。所以通过望诊可以较全面地掌握体质强弱、证候虚实、病情轻重，了解病儿的全身和局部情况。尤其在门诊更需要重视望诊，在患儿步入诊室时，观其步态神情，闻其语音。落座以后，在闻其主诉、现病史时进行面诊，观察毛发、头型即可知其虚实。精神尚可则目光有神，反应灵活；精神萎靡，则反应迟钝、目光无神，这是正气虚先天不足，呆傻或病重的表现。

诊法与辨证有密切的相关性，诊法以望诊为先，准确的望诊对诊治意义重大，例如：

（1）面色红润光泽为正常；苍白为阳虚；面色不华苍白色暗为气虚；萎黄为脾胃虚弱。

（2）目直，神呆，痴呆，转动迟缓，两目固定如鱼睛，为病重或为惊风之先兆；目赤，红肿疼痛，为风热上扰；睡露睛，为脾气虚；流口涎，为脾胃虚。

（3）口唇淡红为正常；口唇绛红而干焦为实热；口唇嫩红为阴虚；口唇淡为血虚；口唇唇色红紫为瘀热互结。

（4）舌与口腔黏膜色淡为气血不足，多见慢性疾病；色红或有溃烂为心脾蕴热，多见外感性疾病。观察舌面的红色在舌面上的分布变化可以判断外感性疾病的发展变化。

（5）舌苔薄白为正常；无苔或有苔但少津液，有裂纹或剥脱皆为阴虚的表现；舌苔白厚说明小儿胃肠有积滞或有脾胃受损消化失常。

（6）皮肤若有皮疹，要注意观察出疹的部位、形态和颜色和出疹的时间。

总之望诊在儿科临床非常重要，要注意细致观察，七窍、五脏六腑的检查应根据疾病的需要进行望闻问切。如诊断哮喘和肺炎急性发作时，望诊要观察有无鼻扇、三凹现象。闻诊时，要注意肺部听诊有无干湿啰音，叩诊（触）有无实变和肺气肿。如果诊为腹部疾病，同样对腹部进行望、闻、按的全面检查。

门诊诊病时，若遇急性呼吸道感染的患者还要检查咽部：一是观察小儿有无咽部红肿、扁桃体肿大、化脓或咽后壁滤泡等；二是经常反复感冒者多数会伴有咽喉炎或扁桃体炎，甚至有些患者还会出现扁桃体化脓。所以，这是目前我们临床望诊必须要检查的内容，同时还要根据患儿的临床表现，分辨其有无过敏性鼻炎、腺样体肥大等。

总之，望诊可以指导辨证，将其应用于治疗方能得到较好的治疗效果。

八、新型冠状病毒感染调治

自新型冠状病毒感染疫情以来，中医中药在本次新型冠状病毒感染的治疗中，发挥了非常重要的作用，也有通过中西医结合治疗促进疾病康复的儿童病例相关报告。闫慧敏教授多次参加了北京市中医管理局新型冠状病毒感染诊疗方案的编写，并亲自参加并制定了隔离区儿童的中医调护方案。

新型冠状病毒感染和其他病毒性肺炎有非常类似的临床表现，均以发热、咳喘、胸闷、病情急剧变化等为特点。

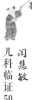

中医中药治疗病毒性肺炎具有悠久的历史和良好的治疗效果，闫教授结合目前新型冠状病毒感染的诊治特点，向我们介绍了儿童病毒性肺炎的中医诊治思路。

儿童病毒性肺炎属于中医"肺炎喘嗽"范畴，根据其冬季发病常见、具有流行性的特点，也可以考虑将其纳入"温病""瘟疫"的范畴。本病多外责之于感受疫疬之气，内责之于正气不足、卫外功能低下；其病位在肺，与脾胃相关；病性为寒湿毒邪或湿热毒邪，可兼夹风邪、湿邪。

疫疬之气由口鼻而入，首犯肺卫，肺失宣降，气机不利，气郁则发热；肺失清肃，肺气上逆则咳嗽；咽喉为肺气之通道，气郁化热，则咽喉肿痛。小儿脏腑娇嫩，脾常不足，更易为湿邪所困，气机不得宣畅，运化失司，清阳不升，浊阴不降，患儿会出现头晕乏力、恶心、呕吐、大便溏、舌苔腻等症状。脾为生痰之源，肺为贮痰之器，痰湿内生，痰阻气道，故出现咳嗽咳痰、喘息气促等症状。小儿阳常有余，感邪易化热，且多数患儿饮食不节，多食肥甘厚味，食积化热，湿热内蕴。湿困脾、痰湿闭肺，气机升降失司，湿毒化热，传入阳明，阳明腑实后出现身热不退、腹胀便秘、胸闷喘憋、舌质红、苔黄腻或黄燥等症状；危重甚者，湿毒瘀热内闭，热深厥深。至恢复期时，部分儿童病情较轻可恢复良好；部分患儿肺脾气虚，余邪未尽，则应悉心调治。

九、儿童腹痛辨治与用药

腹痛是困扰儿童的常见疾病之一，除了部分器质性病变以外，大部分患儿往往以功能性障碍为主要原因。这部分患儿往往经过一段时间的现代医学的检查和治疗，效果欠佳，部分患儿还可能因为西药的副作用，加重了病情，使腹痛更加严重。因此，很多家长都来求助于中医。在闫教授门诊中，小儿腹痛较为常见，有时占所看疾病的 50% 以上。

闫教授认为小儿腹痛临床以肺胃热盛、胃肠湿热、食积内热、气滞湿阻为主要证型，证候之间可以相互兼夹。肺胃热盛证患儿往往易反复呼吸道感染，除间断腹痛外，还可伴发热、咳嗽、痰多，部分患儿还可出现湿疹、痤疮等表现。很多家长都是因为患儿急性发热内科门诊就诊，因患儿反复腹痛，甚至应用抗生素等西药不耐受而被西医建议询求中医治疗。胃肠湿热证患儿可以口臭、腹泻、呕吐等为主要表现，腹痛较为明显，以脐周为主，部分患儿可伴有局部压痛，舌红苔白腻或者黄腻明显。同时，此类患儿可伴 ^{13}C 呼气试验阳性，部分患儿往往也是因为三联抗 Hp 效果欠佳或者药物不耐受来看闫教授门诊。

食积内热证患儿往往伴食欲亢进、大便干燥，腹痛以夜间明显，呕吐物可夹有未消化食物。气滞湿阻证患儿往往以腹胀为主要表现，伴呃逆、舌苔黄白厚腻、食欲欠佳、易饱、体重增长欠佳、大便不成形等表现。

闫教授认为，小儿腹痛虽可见湿热、食积、气滞等病因，但这些都属于外因。这些外因并不是引起腹痛的最根本原因，内因才是起决定作用的，腹痛患儿要重点关注内因，即脾胃虚弱，运化不足。因此，闫教授认为小儿腹痛是本虚标实的综合表现，所以在治疗上，也以攻补兼施为主要方法，在健脾和胃的基础上，加以化湿、消积、行气、导滞等方法，以求治病求本。

在用药选择上，闫教授往往以五味异功散打底，主运脾、健脾、和胃。湿热较重者，加藿香、草豆蔻等药物；食积较重者，加山楂、麦芽、莪术、鸡内金等药物；气滞明显者，加佛手、香橼、川芎、厚朴、枳壳等药物。处方无论基础方还是加减方，均要应用药性平和、清灵之品，一般不选择应用过于温燥、苦寒等药物，防止脾胃进一步损伤。在治疗时，患儿平时的调护也是闫教授关注的重点。对于反复腹痛的患儿，闫教授都要求家长仔细寻找病因，找到问题的核心。闫教授总说："好的调护是治疗的保证。"因此，清淡饮食，避免辛辣刺激，养成良好的作息时间，密切关注孩子的情绪变化，在辨证治疗的同时，加强病因的寻找与控制，可以起到事半功倍的治疗效果。

十、健脾益肾治小儿遗尿

小儿遗尿症大致分为"虚""实"两大类，前者包括下元

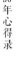

虚寒、肺脾气虚、心肾不交，后者主要有心肝火旺、肝失疏泄，临床以温肾固涩、健脾补肺、清心滋肾、清利湿浊等为治法。然单纯温肾固涩虽有一定疗效，但长期服用可导致"上火"诸症，且有闭门留寇之弊；健脾补肺法虽注重脾肺二脏在遗尿中的重要作用，但未顾及小儿肾常虚、膀胱虚冷之本。临床中虽可见部分患儿伴有性情急躁、小便短少、舌苔黄腻等湿热之象，但长期服用苦寒药物不仅伤及脾胃，还可损伤肾气、加重膀胱虚冷。闫教授认为小儿为稚阴稚阳之体，治疗小儿遗尿症应当以健脾益肾为主，使肾得以温煦、脾得以健运，则膀胱得以气化，遗尿自止。治疗不可过度温补伤及阴液，致阴虚内热，热扰心神，反而诱发或加重遗尿；针对表象，要辨证求因、审因论治，勿单独清泄，可在治本基础上，适量佐以一味或二味药物，且中病即止，防苦寒伤及脾肾而本末倒置。闫教授强调"脾胃为后天之本"，万不可伤，须时时顾护。

西医治疗小儿遗尿短期疗效显著，但疗程长、停药后易复发。闫慧敏教授治疗小儿遗尿很有特色，她注重中医整体观念，治疗小儿遗尿症个体化强，具有独特优势。临床中，遗尿症患儿除遗尿本身外还常伴有便秘、多动、心理行为异常等问题，这不仅需要多药联合治疗，也需要多学科共同合作。中西医结合治疗遗尿症不仅疗效显著，且标本兼治，能降低复发率，缩短整体疗程，提高依从性，改善患儿生活质量，促进孩子身心健康成长。

十一、论"稚阴稚阳"

　　闫教授认为"稚阴稚阳"有两个含义：其一，"稚阴"的"阴"，本意是指小儿体内有形可见的精、血、津液物质及有物可触的筋、肉、骨骼、五脏六腑、四肢百骸。在小儿时期，这些形物都是虚少和脆弱的，故谓之"稚阴未长"。"稚阳"的"阳"，本意是指这些形物实体所表现出来的作用和功能，而这些功能又是不完善和易伤易损的，因此是"稚阳未充"。其二，从《黄帝内经》到儿科鼻祖钱乙，再到明代儿科各医家，其临床方证虽各有千秋，但其理论观点均认为小儿为"纯阳之体"。吴鞠通作为温病学家，提出"小儿稚阴稚阳之体"这一独家观点，或许是基于治疗小儿温病发病时多施以汗、清、下法，结果易出现耗气伤津、耗血动血的临证实践中总结而来，是对历代儿科医家论述的高度概括和进一步完善，也是对之前诸医家奉崇"纯阳之体"观点的修正。"小儿稚阴稚阳之体"这一观点，既反映了小儿时期机体各器官组织的形态发育是幼稚的、不成熟的和不完善的，又说明了脏腑经络、精气血神的形气功能也是相对不足的。因此，"小儿稚阴稚阳之体"实际上是对小儿机体的基础状态和基本的共性体质的概括和表达。

十二、心系疾病诊疗要点

　　心为君主之官，统领十二经。心作为"生之本"，受十二经之精奉养。闫教授强调"心为君主之官"的基础在于"心藏神"

和"心主血脉"，在诊治心脏疾病、心身疾病及精神疾病时，心的功能起着非常重要的作用。

闫教授指出，所谓神，既指生命现象之广义的神，又指精神、神志及心理活动之狭义的神。而无论广义的神，还是狭义的神，其功能与活动都藏于心，故《黄帝内经素问》提出"心者，君主之官，神明出焉"。因此，人的躯体功能及精神、思想与心有着密切的联系。如果心藏神功能正常，人体就能精神振奋，神志清晰，思维敏捷，反应迅速。而一旦心藏神出现异常，就可能出现一些心身疾病甚至精神疾病，如多梦、健忘、失眠、躁扰不宁、焦虑，甚至谵妄、发狂等表现。

心主血脉，是指心对血和脉两部分的统领作用。一方面心气要鼓动和调节血液在脉道中运行；另一方面，脉络的滋养和濡润需要心的作用来实现。心脉互联互通，通过心火的温煦推动作用，使得血液在脉道中周流不息、循环往复。血、脉与心一起，构成一套的独立的密闭循环系统，在这三者中，心是这套系统的起源和根本。心脏需要正常搏动，才能维持机体的生理功能，而心脏搏动需要心阳充沛，才能温煦心血、保证脉道通畅、维持心率正常，进而保证血液输送全身，发挥功能。因而可知，心气充足、血液充裕、脉道完整通畅，这三个方面是心主血脉之功能正常的保证。只有心气充足，血才能在脉内循环往复，滋养全身，从而才能脉缓柔和、面色润泽；如果心气亏虚，心失所养，可见颜面色淡、唇甲无华、脉弱无力等表现；若脉道瘀阻、血行瘀滞、心气不畅，则可见面色暗淡、唇舌紫滞、全身刺痛、脉象结代。若脉道不通畅或失其功能，必然会出现出血或瘀血，也会出现神情黯然、无精打采等症。

闫教授强调，心主血脉理论与现代医学的循环系统虽然相互应对，但也不能不绝对统一、完全等同。心、脉、血的功能论述，与心血管的循环功能是一致的，但中医认为心主血脉，还有心主生血的内涵在其中。《素问·五运行大论》提出"心生血"的观点，唐容川进一步对此加以阐述，他说"食气入胃，脾经化汁，上奉心火，心火得之，变化而赤，是之谓血"，明确了人体的主要造血器官是心。张景岳也曾提出"肾之精液入心化赤而为血"，指出了由精变血的转换过程。正是因为"心主生血"，有学者提出血液病与心的关系，如《血证论》所言"血病即火病矣"，即心火过亢与血热妄行、心火不足与造血能力不足、心火功能紊乱与病态造血，这三方面的病机相互影响、相互转化，最终导致全身脏腑经脉功能的紊乱。由此可见，血液病的发生机制不离心火的变化。

　　心、血、脉三个方面，相互影响，相互支持，三者又以心为主导，在心的统领下，发挥着生血、行血、护血的功能，对维持人体的正常生理机能奠定了基础。

十三、过敏性紫癜肾炎的湿与瘀

　　由于过敏性紫癜肾炎病情迁延，在临床工作中，常常见到患儿存在 D- 二聚体升高、血小板升高等高凝状态。闫慧敏教授认为可以从络病的角度予以治疗。

　　络脉理论早在《黄帝内经》中就有阐述，《痹论》篇中提出"病久入深，荣卫之行涩，经络时疏，故不痛"，提示病久入络，气血瘀阻。《百病始生》篇中云"阳络伤则血外溢，血外溢则衄血；阴络伤则血内溢，血内溢则后血"，提出了络病与出血的关系。这成为闫慧敏教授治疗过敏性紫癜肾炎肾络受损引起血尿、蛋白尿的理论基础。到了东汉时期，张仲景的六经辨证体系也能够反映出络病诊治的雏形。《血证论》是一部详细描述人体气血生理、病理的专著，唐容川进一步明确了阳络、阴络的部位和属性，提出了阳络为浅表的皮下之络、阴络为脏腑之络。清代叶天士久病入络理论深入人心，也进一步将络病的理论进行了丰富和细化。直到现代吴以岭院士提出的"三维立体网络系统"络病理论体系，标志着络病学说体系的完善与建立[60]。如今，络病理论已经应用于内科各类疑难杂病中，很多难治性疾病通过络病理论可以得到很好的治疗和改善。

小儿肝常有余、脾常不足、肾常虚，各种因素可以导致脾虚不运，湿热内蕴，气机失调，津液代谢紊乱，发为疾病。过敏性紫癜肾炎也是如此。闫慧敏教授总结过敏性紫癜肾炎患儿的证候特点，发现很多患儿均存在舌苔厚腻、大便黏滞、舌质暗红等湿热内蕴、肾络受损的表现。她认为无论外邪侵袭还是饮食不节，均可引起机体内蕴湿热，困阻气机，机体气化不利，湿热下注，阻滞肾络，血运不畅，气行不利，肾失统摄，膀胱失约，导致血溢脉外、精微下泄，引起血尿、蛋白尿等表现。因此，化湿和化瘀贯穿于闫慧敏教授治疗过敏性紫癜肾炎的整个过程。

根据过敏性紫癜肾炎的不同时期，闫慧敏教授在化湿和化瘀的基础上，会从临证实际出发，酌情予以清热、解毒、益肾、固精等治疗。如疾病早期，除了尿检异常外，多可见下肢紫癜反复出现，色泽鲜红或者暗红，部分患儿可伴有呼吸道及关节症状，舌苔较为厚腻，脉滑或数。此时闫慧敏教授会配以清热、祛风、解毒等药物治疗，如败酱草、连翘、淡豆豉、赤小豆等。若病情迁延，紫癜消退，反复尿检异常，血尿蛋白尿明显，闫慧敏教授认为多与肾络受损兼郁热未清有关，常配合茜草、仙鹤草、生地黄、丹参、赤芍、当归、牡丹皮等活血化瘀、祛瘀通络，兼清余热。还有部分患儿，因长期激素或者免疫抑制剂治疗，形体虚胖，面色㿠白，乏力短气，反复易感，大便稀溏或者干结，舌淡胖有齿痕，脉沉细，闫慧敏教授认为此类患儿之病机多与肾精亏虚、肾气不固、肝肾不足有关，常配合熟地黄、黄芪、太子参、杜仲、桑寄生、山萸肉、黄精、女贞子、墨旱莲等滋补肝肾、益气养血。

参考文献

[1] 刘慧丽，李桂茹，闫慧敏. 中医儿科名医刘韵远 [M]// 葛志宏，沙凤桐. 中国名老中医药专家学术经验集. 贵阳：贵州科技出版社，1995.

[2] 现代北京儿童医院. 王鹏飞儿科临床经验选 [M]. 北京：北京出版社，1983.

[3]陈昭定，闫慧敏. 著名京派中医儿科专家王鹏飞临床治验初探：第 24 届全国中医儿科学术研讨会、中医药高等教育儿科教学研讨会、儿科名中医讲习班论文汇编 [C]. 2007，120-125.

[4] LI S T，CHEN S D，YAN H M. Clinical Observation on 80 Children With Peptic Ulcer Treated Primarily By Traditional Chinese Medicine[J].Journal of Traditional Chinese Medicine，1995，15（01）：14-17.

[5] 闫慧敏，杨燕. 中医学对小儿腹泻病的认识及研究概况 [J]. 中国中医急症. 2006，15（3）：307-308.

[6] 闫慧敏，陈昭定，季之颖. 小儿纤维胃镜 1200 例检查分析 [J]. 临床儿科杂志. 1999，17（03）：131-132.

[7] 闫慧敏. 发挥中西医结合优势治疗小儿腹泻病 [J]. 中国中西医结合杂志. 2011，3（1）：1.

[8] 杨燕，闫慧敏.运脾止泻颗粒治疗小儿腹泻的临床疗效观察 [J].中国中西医结合杂志.2006，26（10）：899-902.

[9] 陈颂芳，李桂菇，阎慧敏，等.刘韵远对小儿舌诊动态观察与研究 [J].北京中医，1992（01）：8-9.

[10] 薛飞飞，陈家旭.论微观辨证与宏观辨证的关系 [J].中华中医药学刊，2007（08）：1594-1596.

[11] 闫慧敏，杨燕.小儿胃脘痛中医辨证与胃镜表现之关系的探讨 [J].中国中西医结合杂志，2006（07）：617-619.

[12] 段金廒，宿树兰，唐于平，等.中药药对配伍组合的现代认识 [J].南京中医药大学学报.2009，25（5）：330-333.

[13] 叶建红.荆芥防风配伍的药理与临床应用浅析 [J].实用中医内科杂志.2014，17（34）：257.

[14] 郝静.闫慧敏治疗小儿咳嗽临床经验［J］.北京中医药，2014，33（3）：184-186.

[15] 王芳.杏仁的现代药理研究及临证应用 [J].中国中医药咨讯.2010，2（33）：13-14.

[16] 谢颖.麻黄 - 杏仁药对配伍的主要化学成分及尿液代谢物的对策 [D].广州：南方医科大学，2013.

[17] 陆燕萍，刘佳丽，巩晓宇，等.麻黄药理作用及含量测定的研究进展 [J].中国医药导报.2013，10（24）：38-40.

[18] 冯敬坤，岳华，李乾.银杏的药理作用研究概况 [J].河北中医药学报.2003，18（2）：42-43.

[19] 丁伊，王孟清.泻白散加减治疗小儿支原体肺炎后久咳36 例临床观察［J］.湖南中医杂志，2018，34（12）：55-56.

[20] 朱建育，燕惠芬.百部生物碱的研究进展及其药理作用

[J]. 上海应用技术学院学报 . 2010，10（1）：21-23.

[21] 崔国静，玉亭，贺蔷 . 紫苏的用药部位及性能特点 [J].首都医药 . 2013（15）：50.

[22] 马育轩，黄艳霞，周海纯，等 . 五味子现代药理及临床研究进展 [J]. 中医药信息 . 2014，31（1）：125-126.

[23] 车敏 . 中药干姜的配伍应用及药理研究 [J]. 甘肃科技 .2007，23（3）：16-17.

[24] 张英，张金超，陈瑶，等 . 广藿香生药、化学及药理学的研究进展 [J]. 中草药 . 2006，37（5）：786-790.

[25] 林明侠 . 木香的药理及临床研究概况 [J]. 中医药信息 .2005，22（3）：18-19.

[26] 白明学 . 白术的现代药理研究与临床新用 [J]. 中国中医药现代远程教育 . 2008，6（6）：609-610.

[27] 张敏，高晓红，孙晓萌，等 . 茯苓的药理作用及研究进展 [J]. 北华大学学报（自然科学版）. 2008，9（1）：63-68.

[28] 吴皓，蔡宝昌 . 半夏姜制对动物胃肠道功能的影响 [J].中国中药杂志 . 1994，19（9）：535.

[29] 沈蓓，吴启南，陈蓉，等 . 芡实的现代研究进展 [J]. 西北药学杂志 . 2012，27（2）：185-186.

[30] 孙晓生，谢波 . 山药药理作用的研究进展 [J]. 中药新药与临床药理 . 2011，22（3）：353-355.

[31] 焦坤，陈佩东，和颖颖，等 . 白茅根研究概况 [J]. 江苏中医药 . 2008，40（1）：91-93.

[32] 晏媛，郑萍 . 茜草的药理作用研究进展 [J]. 中医药研究 . 2002，18（6）：46-47.

[33] 张保国，刘庆芳.麻黄连轺赤小豆汤的药理研究与临床应用［J］.中成药，2013，35（11）：2495-2498.

[34] 孙浩.苏子、莱菔子、白芥子、葶苈子均为下气消痰止咳平喘药，如何掌握运用？［J］.中医杂志，1998，39（10）：633.

[35] 李进冉，郭宝林，陈安家，等.炒南葶苈子饮片的质量标准研究［J］.中国实验方剂学杂志，2010，16（8）：35-37.

[36] 马梅芳，吕文海.葶苈子近30年研究进展[J].中医药信息.2005，22（5）：35.

[37] 汪受传，赵霞，韩新民，等.小儿肺炎喘嗽中医诊疗指南［J］.中医儿科杂志，2008，4（3）：1-3.

[38] 苗青，魏鹏草.小柴胡汤治疗咳嗽的研究进展［J］.上海中医药杂志，2010，44（8）：83-85.

[39] 韩彦华.沙参麦冬汤在小儿肺炎恢复期中的应用［J］.临床合理用药，2009，2（24）：49.

[40] 田博，国华，张雪亮.孔伯华"卫气营血"同治法浅论［J］.中国中医基础医学杂志，2015，21（11）：1460，1475.

[41] 李燕，隋峰，刘亮亮，等.大黄各炮制品提取物泻下作用的比较研究[J].中国实验方剂学杂志.2011，17（17）：151-154.

[42] 张宇明，邹丹.牛膝的药理作用研究进展[J].中国医学创新.2009，6（6）：112-113.

[43] 沈雅琴，张明发，朱自平，等.白前的镇痛、抗炎和抗血栓形成作用[J].中国药房.2001，12（1）：15-16.

[44] 叶合，陈素红，吕圭源.前胡"降气化痰"功效相关药

理研究概述 [J]. 中国中医药信息杂志 . 2009，16（3）：100-103.

[45] 李玉先，刘晓东，朱照静 . 半夏药理作用的研究述要 [J]. 辽宁中医学院学报 . 2004，6（6）：459-460.

[46] 李彩虹，周克元 . 黄连活性成分的作用及机制研究进展 [J]. 时珍国医国药 . 2010，21（2）：466-468.

[47] 闫慧敏 . 中西医结合治疗小儿支原体肺炎 56 例临床观察 [J]. 中国医药学报 . 2001，（16）：397-399.

[48] 闫慧敏 . 中药治疗小儿哮喘病 50 例临床观察 [J]. 北京中医药 . 2000，19（3）：30-31.

[49] 刘畅，郝静，侯月，等 . 闫慧敏分期辨治儿童闭塞性细支气管炎经验 [J]. 北京中医药，2023，03：251-253.

[50] 张学梅，刘凡亮，梁文波，等 . 白芥子提取物的镇咳、祛痰及平喘作用研究 [J]. 中草药，2003，34（7）：635-637.

[51] 范雪峰 . 对青黛临床应用中的几点建议 [J]. 时珍国医国药 . 2008，19（4）：1027-1028.

[52] 李东，武彦舒，王灿，等 . 青黛镇痛、抗炎药效学研究 [J]. 中国实验方剂学杂志 . 2011，17（13）：137-140.

[53] 世界中医药学会联合会睡眠医学技术标准审定委员会儿童睡眠呼吸障碍工作委员会 . 儿童腺样体肥大引发睡眠呼吸障碍的中医诊疗专家共识 [J]. 世界睡眠医学杂志 . 2014，1（6）：316-321.

[54] 郝静，闫慧敏 . 闫慧敏治疗小儿脾系疾病的临床经验 [J]. 中国中医基础医学杂志，2015，21（05）：627-628.

[55] 闫慧敏，陈昭定 . 小儿胃病与幽门螺杆菌感染关系的初步探讨（附 245 例临床分析）[J]. 北京医学 . 1996，18（3）：

183–184.

[56] 闫慧敏，董梅，李素亭．40 例消化道疾病幽门螺杆菌根除前后胃镜和病理改变 [J]．实用儿科临床杂志．1998，13（4）：202–203.

[57] 闫慧敏，陈昭定．中药治疗小儿慢性胃炎湿热证的临床研究 [J]．北京中医药．2005，24（06）：330–331.

[58] 张克青．闫慧敏学术思想与临床经验总结及治疗过敏性紫癜合并幽门螺杆菌感染（湿毒内蕴证）的临床研究 [D]．北京：北京中医药大学，2016.

[59] 闫慧敏．小儿胃脘痛临床宏观辨证与胃镜微观辨证相互关系的探讨．中华中医药学会儿科分会第 30 次学术大会论文汇编．中华中医药学会儿科分会，2013：8.

[60] 姜成，鄢春锦，刘蔚雯，等．15 味中药抑制幽门螺杆菌的体外实验 [J]．福建中医学院学报．2003，13（6）：30–32.

[61] 闫慧敏．小儿功能性便秘研究进展 [J]．实用儿科临床杂志，2007（19）：1443–1445.

[62] 赵骞，何强．闫慧敏基于络病理论治疗儿童顽固性便秘经验 [J]．世界中西医结合杂志，2020，15（02）：266–269.

[63] 张厚德，曾忠铭，杜泽园．幽门螺杆菌感染与慢性口臭关系的初步研究 [J]．中国微生态学杂志，2005，17（6）：442.

[64] 闫慧敏，杨燕．中医学对小儿腹泻病的认识及研究概况 [J]．中国中医急症．2006，15（3）：307–308.

[65] 闫慧敏，杨燕，舒静．中药治疗婴幼儿秋季腹泻疗效观察 [J]．中日友好医院学报，2007（04）：228–229.

[66] 李军祥，陈誩，梁健．胆石症中西医结合诊疗共识意

见（2017年）[J]. 中国中西医结合消化杂志，2018，26（02）：132–138.

[67] 董永绥. 婴儿胆汁淤积性肝病研究进展及展望 [J]. 中国实用儿科杂志，2013，28（4）：241–245.

[68] 何强，赵骞，舒静，等. 闫慧敏治疗婴儿胆汁淤积性肝病经验 [J]. 中医杂志，2018，59（15）：1275–1278.

[69] 中国儿童遗尿疾病管理协作组. 中国儿童单症状性夜遗尿疾病管理专家共识 [J]. 临床儿科杂志，2014，32（10）：970–975.

[70] 王仲易，杜可，李晨，等. 中医儿科临床诊疗指南：小儿遗尿症（修订）[J]. 中医儿科杂志，2018，14（01）：4–8.

[71] 周瑜，曾昕，陈谦明. 流涎症的病因及治疗研究进展 [J]. 中华口腔医学杂志，2007，42（2）：126–128.